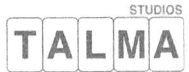

**De la même auteure :**

– *La Santé par la médecine traditionnelle chinoise*, éd. Louise Courteau (parution septembre 2020).

**Talma Studios International**
Clifton House, Fitzwilliam St Lower
Dublin 2 – Irlande
www.talmastudios.com
info@talmastudios.com
Image de couverture : © Maor Glam | Dreamstime.com
ISBN : 978-1-913191-09-2
© Tous droits réservés.

Angelina Jingrui Cai

# VAINCRE LE COVID-19 ET AUTRES VIRUS PAR LA MÉDECINE TRADITIONNELLE CHINOISE

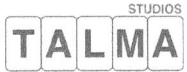

# Remerciements

À mes parents, pour avoir conservé les recettes de mes grand-parents,
À mon père qui m'a guidée sur la route de la médecine traditionnelle chinoise,
À mon cher fils, parce qu'il est le modèle des photos des points d'acupuncture de ce livre et que, pendant cette période surchargée de travail, c'est lui qui a veillé sur moi...
À Patrick Pasin, mon éditeur, pour son rôle précieux,
À Nancy Gomez, pour son aide dans les démarches de sensibilisation sur l'épidémie,
À Christophe Enderlin, vice-président de la FNMTC, pour ses encouragements constants,
À Yves Giarmon, président de la FNMTC, pour sa grande confiance,
À Yuan Gu, qui m'a aidée dans la relecture des textes,
Au couple Zhou et à Veronica Antonella pour leur soutien et leur témoignage,
À M. et Mme Liu, Mme Xiuping Ye, M. Zhendi Zhang, M. Dominique He, qui m'ont aidée à gérer les groupes de personnes souhaitant l'aide de la médecine traditionnelle chinoise pour traiter le Covid-19,
À M. Changhong Wu, qui m'a aidée à gérer les liens des personnes à traiter,
À Me Jean-Pierre Stouls, pour son aide et sa contribution,
À Jacques Van Minden et Anne Lettré pour leur soutien.

天降灾难于人间
Imprévisible malheur sur le monde

地藏生机救民生
Alors Mère Nature nous offre

古来瘟疫知多少
Quelle que soit l'épidémie

谁知解药近咫尺
Le remède à proximité.

于法国 蔡景瑞
Angelina Cai
2020年6月9日

# Avant-propos

**Avant la pandémie**

C'est mon grand-père, Baochi Cai, médecin traditionnel chinois renommé, qui m'initia à cette connaissance millénaire dès mon adolescence : il pensait que telle était la voie que je devais prendre. À la suite de ses conseils, je me formai à la médecine traditionnelle chinoise (MTC)[1], que je pratique principalement en France, où je vis depuis de nombreuses années, en étant membre de la Fédération nationale de la médecine traditionnelle chinoise (FNMTC)[2]. Ainsi, j'accueille à mon cabinet des patients pour tous types de problèmes de santé.

Compte tenu de l'ampleur de la pandémie, il était presque inévitable que des victimes du Covid-19 frappent à ma porte, ce qui se produisit dès la fin du mois de janvier.

À la date d'écriture de ce livre, courant mai, c'est plus d'une centaine de cas dont je me suis occupée, à distance à partir du confinement, en France, en Italie et en Chine, plus une trentaine de personnes traitées par des confrères, qui me demandèrent mon avis sur les prescriptions. Cela me permit d'élargir mon champ d'observation.

Tous avaient-ils le Covid-19 ? Il est impossible d'en avoir la certitude puisqu'il n'y avait pas de test disponible en dehors des établissements de santé. Cependant, quelle que fût la maladie pour laquelle ils me consultèrent, personne ensuite ne dut être hospitalisé. En conséquence, compte tenu des résultats obtenus, il me parut nécessaire de partager les méthodes et recettes utilisées,

---

[1]. Je suis diplômée d'acupuncture internationale, et continue de me former en permanence, notamment en suivant chaque année des stages d'approfondissement en Chine.
[2]. Site internet de la FNMTC : www.fnmtc.fr.

pour qu'elles profitent à tous, d'autant plus que le virus n'est pas définitivement éradiqué. Elles seront bénéfiques aussi contre d'autres infections pulmonaires, comme la grippe, et même dans notre vie de tous les jours pour d'autres maux.

**Après la pandémie**
Bien que ce livre s'adresse autant aux particuliers qu'aux professionnels, il ne constitue pas une étude au sens où l'entend la médecine occidentale, avec comparaisons randomisées en double aveugle, mesure de l'effet placebo, groupe témoin, etc. D'ailleurs, ce n'est pas une pratique généralisée dans la médecine traditionnelle chinoise, où chaque situation est considérée comme particulière et traitée ainsi.

Mon métier consiste d'abord à prodiguer des soins, mais il est de mon devoir également de communiquer les résultats et les réussites, surtout pendant une telle pandémie, afin que la recherche progresse. En effet, même s'il s'agit de médecine **traditionnelle**, elle évolue avec l'énergie de la Terre, de la Nature, de l'être humain... Connaître les bases anciennes, qui font leurs preuves depuis plus de deux millénaires, est donc indispensable, mais ne peut suffire dans ce monde en transformation constante, d'autant plus lorsque de nouvelles maladies apparaissent.

Ma démarche ne vise pas, d'ailleurs, à comparer ou à opposer médecine occidentale et médecine traditionnelle chinoise, qui s'avèrent autant nécessaires que complémentaires. Cependant, l'une des forces de la MTC est l'accent mis sur la prévention et le renforcement du système immunitaire. C'est pourquoi nous axons nos actions en priorité sur la circulation de l'énergie, l'alimentation, le sommeil... sans lesquels le système immunitaire ne peut être puissant.

Ce livre n'est pas non plus un traité d'automédication ni un cours de MTC : il a pour objectif principal de faire connaître des outils et des recettes qui peuvent nous aider à vivre mieux, en résistant aux agressions extérieures auxquelles nous sommes soumis, dont le Covid-19. Et s'il sauve ne serait-ce qu'une vie, il valait la peine d'être écrit.

# Le Yin (阴) et le Yang (阳)

Selon la tradition chinoise, l'équilibre est toujours en mouvement entre les deux forces opposées, complémentaires et indissociables que sont le Yin et le Yang. Le Yin, en noir, représente le féminin, la Lune, la nuit, le froid, l'obscurité, le mouvement descendant..., tandis que le Yang blanc symbolise le masculin, le Soleil, la lumière, la chaleur, l'action, l'élan, le mouvement ascendant...

Les enfants, filles et garçons, sont généralement en abondance d'énergie Yang, car ils sont toujours en mouvement. À partir de la trentaine, l'énergie Yang a tendance à diminuer.

Nos aliments sont de nature plutôt Yin, plutôt Yang ou neutre, en fonction de leur couleur, de leur environnement, des parties, de la saison de la récolte, de la cuisson...

Prenons l'exemple du mûrier : les feuilles sont Yin, mais celles de printemps sont moins Yin que celles de l'hiver, les fruits sont légèrement Yang, le tronc, les branches et les racines sont neutres. De même, la chair de la clémentine est Yang, mais les fibres sont Yin, donc mangez les deux pour équilibrer l'énergie (la peau aussi est Yang, d'où l'intérêt du Chenpi).

Un déséquilibre entre les énergies Yin et Yang a des conséquences, parfois graves, sur notre santé : en étant trop Yang, nous sommes nerveux, angoissés, insomniaques, sujets aux crises cardiaques, aux maux de tête, de dent, de gorge... Trop Yin, nous risquons la dépression, les chutes de moral, la fatigue, la mauvaise mine, la perte de l'appétit, des cheveux, l'indigestion, les gonflements du ventre, des œdèmes...[3]

---

3. Pour en savoir plus sur ces questions, lire *La Santé par la médecine traditionnelle chinoise*, Angelina Jingrui Cai, éd. Louise Courteau Inc.

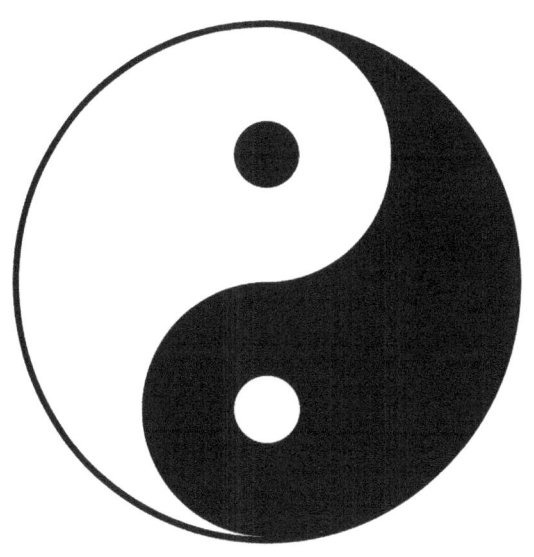

*Chapitre I*

## Premières rencontres avec le Covid-19

**Retour de Wuhan**
C'est précisément le dimanche 25 janvier que je croise le Covid-19 pour la première fois. L'alerte à l'épidémie n'est pas encore donnée en France, mais je suis sollicitée par un jeune couple rentré de Wuhan trois semaines plus tôt. Ils souffrent de toux violente, de jour comme de nuit, de fièvre – plus importante chez Madame que Monsieur –, de douleurs à la gorge, de maux de tête, de perte d'appétit, de gonflement d'estomac, d'insomnie et de diarrhée.

Ils consultent leur médecin généraliste à plusieurs reprises, sans amélioration significative. Leur état finit par s'aggraver et ils décident d'appeler au secours la médecine traditionnelle chinoise.

Ils m'indiquent porter un masque dès qu'ils sortent de chez eux, afin d'éviter de contaminer leur entourage. Néanmoins, n'ayant pas de certitude quant aux causes de leurs symptômes, bien que tout désigne le coronavirus qui fait déjà des ravages à Wuhan lors de leur séjour, je les reçois à mon cabinet un dimanche, afin qu'ils ne croisent pas d'autres patients. Naturellement, je respecte les règles de protection indispensables, avec masques et gants, puis désinfection des lieux ensuite.

Les soins, y compris les recettes et leurs ingrédients[4], sont détaillés dans les chapitres suivants, mais voici, en résumé, ce que je pratique dès cette première séance :

---
4. Tous les produits sont commercialisés dans les supermarchés asiatiques et spécialisés, souvent dans les magasins bio et de plus en plus dans les autres formes de commerce, sans parler des plateformes internet. Certaines compositions sont même vendues prêtes à l'emploi.

- application de ventouses sur les points Da Zhui et Fei Shu pour Monsieur, Da Zhui et Ding Chuan pour Madame, car son état est plus préoccupant, avec des difficultés à respirer (Ding Chuan signifie « stopper le blocage respiratoire ») ;
- puis moxibustion[5] sur les mêmes points, à pratiquer ensuite eux-mêmes à leur domicile tous les soirs pendant deux semaines, afin de renforcer l'énergie Yang des poumons.

Débuter par les ventouses permet de débarrasser rapidement ce qui est négatif dans le corps, mais cette technique a tendance à décharger l'énergie, tandis que la moxibustion juste après la recharge en favorisant la circulation, et contribue à réparer les organes affectés.

Je leur recommande les deux recettes suivantes, à préparer eux-mêmes :
- une infusion de 50 g d'absinthe chinoise (cf. encadré *Un peu de botanique comparée*) + 50 g d'*Artemisia annua* ou armoise annuelle + 50 g d'*Houttuynia cordata*, appelée aussi « poivre de Chine » ou « herbe à poivre », séchée, ainsi que Yu Ping Feng San[6] dans les proportions indiquées dans l'encadré ci-dessous, à prendre matin et soir pendant sept jours ;
- une infusion de 50 g de gingembre râpé avec 30 g de sucre roux corsé[7], à boire le matin pendant deux semaines.

Ils achètent les ingrédients en sortant de mon cabinet et continuent le traitement le soir-même. Ils m'appellent dès le lendemain pour m'informer que leur état commence à s'améliorer, notamment pour la toux et les maux de gorge, et la fièvre a déjà disparu.

---

5. Cette technique est présentée dans le Chapitre IV. En résumé, elle consiste à chauffer des points d'acupuncture avec un moxa ou bâton d'armoise.
6. Yu Ping Feng San (玉屏風散), littéralement « écran de jade contre le vent », est une composition de la pharmacopée chinoise qui, entre autres, tonifie l'énergie vitale (le Qi) et est particulièrement utilisée en cas d'infection pulmonaire.
7. Pour les recettes médicinales, nous employons toujours le sucre de canne, cristallisé, brun ou corsé (« Sha Tang » en chinois, qui signifie « stimulation du Qi et du sang »), jamais le sucre blanc.

Ils repassent à mon cabinet une semaine plus tard, leur état est nettement meilleur. Je leur recommande de continuer avec Yu Ping Feng San pendant sept jours supplémentaires, afin de renforcer leur système immunitaire. À la fin de la semaine, ils ne présentent plus de symptômes et se sentent guéris.

**Des combinaisons inhabituelles**
Sur les plus de cent personnes qui me sollicitèrent par la suite, la majorité ne pouvait être accueillie par les établissements de santé, car elles présentaient un état allant de léger à plus préoccupant, mais sans problème respiratoire grave. Faute de tests disponibles, ce sont les symptômes, dont les combinaisons ne ressemblaient pas à d'autres maladies (cf. encadré), y compris les grippes saisonnières, qui me guidèrent à chaque fois dans le diagnostic et les solutions à appliquer. Je fus aussi interrogée par des patients diagnostiqués positifs à l'hôpital.

En synthèse, mon constat est que les symptômes du Covid-19 peuvent se manifester de façon très hétérogène d'une personne à l'autre, et même entre les personnes âgées, les adultes, les enfants, les femmes, les hommes, y compris avec des disparités entre les différentes régions. Cela peut paraître étonnant, mais l'est beaucoup moins quand on connaît l'importance de la nutrition sur notre santé.

Ainsi, j'observais des différences marquées entre les patients de France, d'Italie et de Chine. Outre le fait d'appréhender tous les cas individuellement, comme tout médecin doit le faire quelle que soit sa spécialité, il devint nécessaire de les suivre presque au jour le jour, car si les symptômes du Covid-19 varient d'une personne à l'autre, ils peuvent aussi différer entre la veille et le lendemain, voire disparaître avant de revenir quelques jours plus tard.

# Les principaux symptômes du Covid-19

Voici les premiers signes d'alerte :
- fièvre ;
- toux ;
- courbatures ;
- fatigue généralisée ;
- essoufflement ;
- langue épaisse avec une couche blanche ou jaune...

Ces symptômes sont proches de ceux d'une grippe. Toutefois, certains peuvent s'aggraver et évoluer ainsi :
- détresse respiratoire aiguë ;
- insuffisance rénale aiguë ;
- défaillance multiviscérale, qui correspond à un état dans lequel un ou plusieurs organes se détériorent rapidement.

D'autres symptômes peuvent apparaître, comme la disparition du goût et/ou de l'odorat et l'absence d'appétit. Il y eut également quelques situations avec des malaises et des pertes de connaissance.

En cas de symptômes d'infection respiratoire (fièvre, toux, difficultés à respirer), il est recommandé :
- de porter un masque chirurgical et de respecter les gestes barrière si l'on est en contact avec d'autres personnes ;
- d'utiliser des mouchoirs jetables ;
- de se laver les mains fréquemment.

> Ce sont des pratiques également à adopter au titre de la prévention, donc même sans symptômes déclarés, d'autant plus que le Covid-19 peut avoir une longue période d'incubation.
>
> Si vous avez des doutes quant au fait d'avoir été contaminé, il est indispensable de consulter un médecin de toute urgence, afin de prévenir la dégradation de votre état et aussi protéger la santé de vos proches.

**Remarques**

1) Dans ma famille de médecins, nous veillons à ne pas prendre les prescriptions pendant plus de sept jours, car cela peut créer d'autres déséquilibres. À l'issue de cette période, nous vérifions notre état de santé et avisons sur ce qu'il convient de faire. En effet, sept jours suffisent, la plupart du temps, pour apporter de grandes modifications dans le corps, peut-être pas toujours pour enlever la racine de la maladie, mais la suite du traitement est alors adaptée en conséquence.

2) Pour les préparations, dont les infusions, évitez, de préférence, les casseroles en fer ou en bronze, car ces matières peuvent interférer et générer des effets secondaires, voire modifier l'efficacité des compositions. Choisissez plutôt des casseroles ou marmites en terre, en porcelaine, en verre ou en inox.

3) La plupart des soins présentés ci-dessous peuvent être pratiqués par chacun, avec efficacité et sans danger si les règles et les recommandations sont respectées.

## Un peu de botanique comparée

Le genre *Artemisia* ou armoise, regroupe un grand nombre de plantes, dont les correspondances et les dénominations entre la pharmacopée chinoise et la botanique occidentale peuvent générer de la confusion, qu'il convient de dissiper avant de poursuivre notre exposé.

Ainsi, lorsqu'il est question ici d'absinthe, il ne s'agit pas de l'absinthe ou *Artemisia absinthium* L., utilisée pour produire l'alcool du même nom qui fit des ravages, notamment au XIXe siècle, bien qu'elle appartienne aussi au genre *Artemisia*. En fait, celle utilisée dans les recettes de ce livre correspond à 青蒿 (Qinghao), c'est-à-dire l'*Artemisia annua*, appelée également « armoise annuelle » ou « absinthe chinoise ». Elle apparaîtra donc sous le nom d'« absinthe » dans les différentes recettes proposées ci-dessous.

Quant à l'armoise, il s'agit de l'espèce dite « armoise chinoise », 艾草 (Aicao) ou *Artemisia argyi* en botanique occidentale.

En résumé, nous obtenons les équivalences taxonomiques suivantes :

absinthe = absinthe chinoise = *Artemisia annua*
= armoise annuelle = 青蒿 (Qinghao)

armoise = armoise chinoise = *Artemisia argyi*
= 艾草 (Aicao).

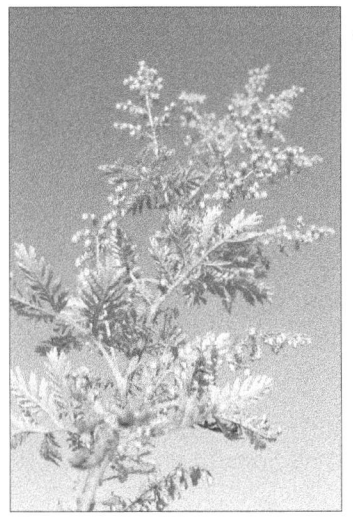

*Artemisia annua* / Absinthe chinoise / 青蒿 (Qinghao)

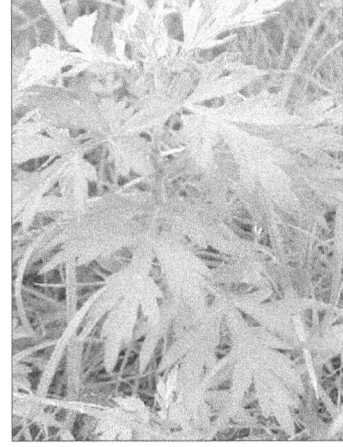

*Artemisia argyi* / Armoise chinoise / 艾草 (Aicao)

Rappelons qu'une scientifique chinoise, Youyou Tu, fut lauréate du prix Albert-Lasker pour la recherche médicale clinique 2011 et du prix Nobel de physiologie ou médecine 2015 pour ses travaux sur l'artémisinine, la substance active médicamenteuse isolée de l'*Artemisia annua* (青蒿), dont les vertus médicinales sont connues en Chine depuis plus de deux mille ans. Elle permet de traiter le paludisme et a sauvé des millions de vies dans le monde, en particulier dans les pays en développement.

Voici, en résumé, comment la médecine traditionnelle chinoise considère ces deux plantes :

- 青蒿 (*Artemisia annua*) est de nature Yin (cf. encadré sur le Yin et le Yang), en lien avec les méridiens du foie et de la vésicule biliaire.

Outre ses effets contre le paludisme, elle est utilisée pour régulariser le système immunitaire et réduire la nervosité. Elle est aussi considérée comme antibactérienne et anti-cancer.

Bien que consommée depuis deux millénaires en Chine, notamment contre le paludisme, elle est pourtant déconseillée par l'OMS et interdite dans certains pays.

- 艾草 (armoise chinoise) est de nature tiède, en lien avec les méridiens du foie, de la rate et des reins.

Elle est reconnue pour favoriser la circulation du Qi ou « énergie vitale », renforcer le système immunitaire, enlever l'humidité dans le corps, calmer la toux, soulager l'asthme, diminuer le flegme, détendre et être antiallergique et antibactérienne.

# Yu Ping Feng San (玉屏风散)

C'est dès le 20 janvier 2020 que j'ai proposé cette formule en prévention, à prendre pendant sept jours matin et soir, afin de renforcer le système immunitaire et mieux se défendre face à la pandémie qui arrivait. Parmi les trois cents personnes environ qui m'ont confirmé l'avoir prise, aucune ne m'a signalé par la suite avoir été touchée par le Covid-19. Ce n'est pas une preuve, ce n'est pas une surprise non plus.

Je l'ai préconisée par la suite à la centaine de personnes ayant été affectées, en complément d'autres solutions expliquées ci-dessous.

Cependant, tout comme les médicaments, les plantes de la pharmacopée chinoise ne peuvent être prises sans l'avis d'un professionnel. Yu Ping Feng San en constitue un excellent exemple. Voici la recette originale :

- 60 g de racine d'astragale (黄芪), pour renforcer le Qi ou énergie vitale ;
- 60 g de racine ou rhizome d'atractyle (白术), pour renforcer l'énergie Yang de la rate ;
- 30 g de *Saposhnikoviae Radix* (防风), pour son rôle de protection.

Afin de diminuer le risque d'éventuels effets secondaires, il faut en limiter la consommation à un maximum de sept jours et, selon mes recherches et mon expérience, réduire ainsi les proportions :

- 40 g de racine d'astragale ;
- 40 g de rhizome d'atractyle ;
- 20 g de *Saposhnikoviae Radix*.

J'ajoute 20 g de poria (茯苓, Fu Ling)[8] et du bâton de réglisse entre 5 à 8 g (ne pas dépasser cette dose pour cette recette, sauf avis contraire d'un professionnel), pour ses propriétés multiples et précieuses : il fortifie la rate et les reins ; c'est un désinfectant des voies pulmonaires, qui calme la toux et enlève les glaires ; il est indispensable dans la plupart des « potions magiques », car il permet d'obtenir de meilleurs résultats, notamment en cas de virus, donc de Covid-19.

Cette composition est prudente par rapport à la version originale, mais elle me paraît plus équilibrée en énergie Yin et Yang, afin qu'un plus grand nombre de personnes puissent l'utiliser, notamment pour prévenir ou soigner les symptômes du Covid-19, de la grippe et autres inflammations pulmonaires, de l'asthme et les blocages des voies respiratoires. Pour les enfants de moins de douze ans, les doses doivent être réduites de moitié.

En général, cette préparation est à prendre matin et soir pendant sept jours. Faites bouillir les ingrédients dans cinq bols d'eau, puis laissez réduire à feu doux pour obtenir l'équivalent d'un seul bol. Vous pouvez boire.

Ne jetez pas les plantes qui restent au fond de la casserole : refaites bouillir cinq bols selon le même principe pour la potion du soir. En revanche, le lendemain, prenez de nouveaux ingrédients.

**Attention :** Yu Ping Feng San reste une composition médicinale, qui nécessite d'être prescrite par des professionnels de la médecine traditionnelle et à ne pas s'auto-prescrire.
Et si la prévention ne fonctionne pas, surtout n'attendez pas pour consulter votre médecin.

---

8. Il s'agit d'un champignon utilisé depuis longtemps en MTC, principalement comme fortifiant, mais aussi pour équilibrer.

**Pas de soins par les réseaux sociaux !**
Il ne faut jamais prendre de médicament ou suivre un traitement sans avoir consulté un médecin. Il en est de même en médecine traditionnelle chinoise. Ainsi, je reçois le 5 mars le message d'une amie ayant trouvé une recette à base de pharmacopée chinoise sur un groupe WeChat, la messagerie chinoise bien connue. Le résultat est que, depuis huit jours, toute la famille souffre de diarrhée, y compris sa fille de six mois qu'elle allaite.

Je lui demande pour quelle raison elle a pris le risque d'utiliser une recette sans avoir préalablement demandé conseil à un professionnel de la médecine ? Sans surprise, elle me confirme que la peur l'a guidée, et, comme il ne s'agissait que de plantes, cela ne pouvait pas leur faire de mal. Bien sûr que si ! Il est impératif de ne pas consommer n'importe quelle plante à n'importe quel moment pour n'importe quel(s) symptôme(s), et de ne pas les assembler non plus sans connaissance approfondie des combinaisons possibles, car certaines plantes prises en même temps peuvent produire des effets toxiques qu'elles n'ont pas lorsqu'elles sont consommées séparément.

De plus, compte tenu de leur état, mon amie interrogea la personne qui avait publié cette recette pour savoir si leurs diarrhées étaient normales. Il lui fut répondu que oui, cela prouvait même que le corps était en train de se détoxifier. Là encore, cela ne fonctionne pas ainsi, et c'est une affirmation lourde de conséquences. En effet, je ne peux imaginer, après huit jours de diarrhée, dans quel état pouvaient se trouver leur corps et leur système immunitaire... Il est évident que si l'un de leurs proches avait commencé à présenter les symptômes du Covid-19, il aurait été quasiment impossible d'y échapper, et même de résister à un simple rhume, a fortiori à une grippe.

Je recommandai donc :
- pour stopper la diarrhée : immédiatement un grand bol d'infusion de gingembre râpé et de sucre roux corsé, à prendre chaque matin pendant trois jours – à l'exception du bébé, qui profiterait des bienfaits du lait maternel ;
- pour renforcer l'énergie des poumons : une infusion à base d'absinthe, à boire matin et soir lors des trois jours suivants, après disparition de la diarrhée ;
- pour renforcer le système immunitaire, dès le premier jour et pendant une semaine : un moxa sur le ventre une fois par jour pour chacun, y compris pour le bébé, qui commence à perdre l'appétit.

Mon amie m'appelle à la fin de la semaine pour me signaler qu'ils sont guéris et me remercier.

Bien que la médecine traditionnelle chinoise ait joué un grand rôle pour vaincre ce coronavirus en Chine, il était effrayant de lire chaque jour sur les réseaux sociaux de nouvelles recettes soi-disant miraculeuses commercialisées à des prix souvent exorbitants par des vendeurs sans scrupule se parant du titre de docteur en médecine traditionnelle chinoise. La peur ne doit pas nous guider, car le « médicament » risque d'être pire que le mal. Alors soyez prudents et vigilants, c'est votre santé et celle de vos proches qui est en jeu.

**Partage d'information**
En réponse à ces actes dangereux, voire délictueux, je commence à diffuser sur les réseaux sociaux en France et en Chine de l'information sur ce qu'est le Covid-19 du point de vue de la médecine traditionnelle chinoise, avec les moyens de prévention et de soins, les recommandations pour la vie quotidienne, notamment

en matière d'alimentation et d'exercice physique, que faire si les premiers symptômes se manifestent, le rôle des vitamines, etc. Tous les jours, je donne près de trois heures de conférence en direct, avec jusqu'à 2 000 participants, en répondant à leurs nombreuses questions. En conséquence, la plupart sinon la totalité d'entre eux arrêtent leurs achats aveugles sur internet. De plus, je suis sollicitée pour des séances de soin en privé et à distance, dont de nombreux cas ne pouvant être accueillis par des établissements de santé, généralement parce que leur état n'est pas considéré comme suffisamment grave.

Ma période de confinement devient soudainement surchargée : soins (bénévoles) la journée, conférences et échanges en soirée. Je dépasse rapidement le nombre de cent patients dont je dois m'occuper. Je ne prétends pas que cela constitue une large base d'analyse, mais il faut agir, face parfois à des situations de détresse médicale. Les résultats me permettent de conforter mes diagnostics et valider les soins à prodiguer, similaires à ceux que j'utilise déjà, notamment dans les cas d'infection pulmonaire. L'information se répand, je suis même interviewée par des médias chinois sur deux thèmes :
- la médecine traditionnelle chinoise face à l'épidémie ;
- sa place dans la médecine en Occident.

**En direct avec des médecins de Wuhan**

Le 20 avril, je participe à une conférence en ligne avec des médecins chinois, dont plusieurs appartiennent au groupe Tang Po Xue[9], en première ligne dans les interventions médicales à Wuhan. Le fondateur et leader de ce groupe bénévole, le Dr Wu, directeur du département des maladies pulmonaires à l'hôpital de médecine

---
9. Le nom Tang Po Xue vient d'un proverbe en acupuncture : « Soigner une maladie efficacement et rapidement, c'est comme fondre la neige avec de l'eau chaude. »

chinoise de Xianning[10], dans la province du Hubei, la région la plus touchée par le Covid-19, représente, comme moi, la quatrième génération d'une lignée de médecins traditionnels. Son équipe, créée il y a trois ans, se compose d'environ deux cents médecins traditionnels connus en Chine pour leurs méthodes spéciales d'acupuncture et leurs connaissances en MTC.

Dès l'arrivée de l'épidémie, ils se portent volontaires pour rejoindre les équipes médicales mobilisées à Wuhan et dans les autres villes de la province. Ils traitèrent près de cinq cents malades, dont une quarantaine de cas graves ou critiques. Tous ceux qui suivirent les prescriptions guérirent – il y eut quelques cas, malheureusement, qui ne purent avoir accès aux pharmacopées prescrites ou suivre le traitement recommandé. Les médecins du groupe Tang Po Xue firent également des interventions à distance dans une dizaine d'autres pays (Allemagne, Espagne, France, Pays-Bas, Royaume-Uni, Chili, Turquie, Népal, États-Unis et Canada), avec des résultats similaires.

En médecine en général et dans notre pratique tout particulièrement, l'état de la langue est un indicateur précieux (cf. Annexe 1). Le pouls en est un autre, mais, en période de confinement, il est possible d'envoyer des photos de sa langue, pas de son pouls. Comme mes confrères constatèrent, pour la majorité des patients (en Chine), que leur langue était de couleur jaune ou anormalement rouge et sèche, la plupart d'entre eux classa l'épidémie en 温病 (Wēn Bîng), c'est-à-dire comme « maladie épidémique tiède » et en 湿温 (Shī Wen), « maladie humide et tiède ». En conséquence, ils optèrent pour les techniques de Ye Tianshi, célèbre médecin chinois du XVIII<sup>e</sup> siècle (cf. Chapitre II), qui consiste à traiter avec des plantes de nature Yin.

L'une des explications proviendrait du fait que la région de Wuhan présente un climat humide, donc la cuisine y est extrêmement épicée afin d'éliminer l'excès d'humidité produit dans le corps

---

10. Ville-préfecture du sud-est du Hubei comptant plus de 2,5 millions d'habitants.

par les conditions climatiques. Je me souviens d'ailleurs de ma dernière formation là-bas, lorsque je n'arrivais pas à manger leurs plats, même en ayant demandé au chef cuisinier de n'ajouter aucun piment ou sauce pimentée : c'était, néanmoins, toujours trop épicé pour moi. Les jours suivants, je ne mangeais que du riz blanc accompagné d'un peu de sauce de soja, et des fruits – heureusement, leurs fruits ne sont pas pimentés...

Selon les principes de la médecine traditionnelle chinoise, malgré l'humidité du climat, une cuisine pimentée génère, à la longue, une surabondance d'énergie Yang, ce qui enlève de l'énergie Yin au corps, créant ainsi une carence en Yin, donc un déséquilibre. Sans se lancer dans un scénario-fiction, il est légitime de se demander si l'épidémie se serait déclarée avec autant de virulence dans une région moins humide et à l'alimentation plus équilibrée entre le Yin et le Yang ?

Lors de cette conférence, je peux partager mes observations sur des patients n'habitant pas Wuhan ou sa région avec le groupe Tang Po Xue. Selon moi, nous ne pouvons pas déterminer si le Covid-19 est une maladie en 温疫 (Wēn Yî, « maladie épidémique tiède ») ou 寒疫 (Han Yî, « maladie épidémique froide »). En effet, sur la centaine de patients que j'ai suivis, leur langue était, contrairement à ce que constatèrent mes confrères de Wuhan, en majorité de couleur pâle, avec une couche épaisse, mais blanche, voire une légère couche jaune sur une épaisse couche blanche pour certains.

En revanche, comme à Wuhan, j'eus le cas d'une femme ayant une langue jaune épaisse, bien qu'elle vive en France. Son état était assez grave : elle n'arrivait presque plus à respirer la nuit, avait perdu le goût et l'odorat, toussait énormément, avait une fièvre persistante, et même des traces de sang dans les glaires. De plus, elle était tellement épuisée qu'elle ne pouvait pas même descendre les escaliers. Faute de pouvoir être hospitalisée, elle me sollicita.

Pour supprimer la fièvre, j'utilisai une recette de ma grand-mère, Zhefei Dai, à base d'ail, de gingembre et de ciboulette (cf. ci-dessous), et, pour les autres symptômes, je préconisai une solution similaire à celle pour le couple de Wuhan, avec une infusion composée de 50 g d'armoise + 50 g d'*Houttuynia cordata* séchée + Yu Ping Feng San selon les proportions indiquées dans l'encadré, à prendre pendant sept jours matin et soir.

À la fin de la semaine, je recommandai sur sept jours de boire deux fois par jour une soupe de radis blanc avec du miel, en alternance un jour sur deux avec de l'infusion de peau de mandarine séchée (appelée « Chenpi » – il sera précisé ci-dessous ce dont il s'agit, comme pour chaque recette et ingrédient) avec du bâton de réglisse.

Je lui recommandai aussi dès le début :
  - de consommer des pissenlits, en salade ou sautés, de la pomme et des figues séchées (ce n'était pas encore la saison des figues fraîches) ;
  - de pratiquer la moxibustion sur les points Da Zhui, Fei Shu et Ding Chuan, matin et soir pendant sept jours ;
  - de prendre des bains de pied avec 50 g de feuilles de moxa et une dizaine de tranches de gingembre avant d'aller dormir.

Elle suivit ce programme à la lettre, avec les résultats suivants : disparition de la fièvre dès le deuxième jour ; amélioration progressive de la toux et respiration redevenue normale dès la fin de la première semaine, avec le retour du goût et de l'odorat et la disparition de la sensation de fatigue. D'ailleurs, elle témoigna auprès de journalistes chinois de l'efficacité de mes préconisations.

À l'issue de la conférence avec les médecins chinois, nous décidâmes de constituer un groupe d'échange, afin de continuer à partager nos méthodes et nos résultats, ce qui est habituel dans notre domaine.

Remarque : Je suivais quasiment jour par jour l'évolution des personnes qui me consultaient, particulièrement les cas les plus préoccupants ne pouvant être accueillis à l'hôpital. Ainsi, je leur demandais de m'envoyer chaque jour des photos de leur langue. Dans le cas grave de la dame ci-dessus, elle commença progressivement à changer de couleur et la couche diminua d'épaisseur, jusqu'à disparaître. Ainsi, lorsqu'elle fut guérie, sa langue était redevenue rose et il n'y avait plus de couche épaisse.

**Quatre exemples**
Afin d'arriver aux solutions sans attendre, je ne souhaite pas multiplier la présentation de cas dont j'eus à m'occuper, mais les quatre exemples suivants sont significatifs des types de situations rencontrées et permettent déjà d'orienter la réflexion sur la prévention.

Notons que, systématiquement, sauf cas contraire, la préconisation porte sur une semaine, donc ce n'est pas reprécisé à chaque fois.

1) La famille L.[11]
Dans tous les pays, il a été observé que le Covid-19 peut présenter une longue durée d'incubation, jusqu'à quatorze jours, tout en étant extrêmement contagieux : cela signifie que lorsqu'un membre d'une famille l'attrape, il est quasiment inévitable que tous l'aient, même s'il ne se déclenchera pas forcément, en fonction de l'état de santé et du système immunitaire propres à chacun.

Ainsi, je suis appelée le 15 avril par Madame L., dont le mari vient d'être testé positif au Covid-19 et emmené d'urgence à l'hôpital par le Samu. Madame L., son fils de vingt ans et sa fille de dix-

---
11. Même si les patients cités dans ce livre m'ont donné l'autorisation d'être nommés et même, pour certains d'entre eux, ont donné des interviews dans lesquelles ils témoignent de mes interventions et de leurs résultats, je ne communique pas leur nom par respect du secret médical.

huit ans présentent aussi des symptômes, mais à un niveau moins préoc-cupant que Monsieur L. Des trois, Madame L. est toutefois la plus affectée : elle a perdu l'odorat et l'appétit, sa langue est épaisse avec une couche jaune, elle tousse jour et nuit, et souffre de douleurs à la gorge, de fièvre et de diarrhée. En outre, elle est victime d'insomnie, ce qui l'affaiblit plus encore, donc aussi sa capacité de résistance à la maladie.

Je lui conseille :
- la même recette d'infusion que ci-dessus, à base d'absinthe, d'armoise et de Yu Ping Feng San pendant une semaine ;
- ensuite, pour enlever les glaires jaunes persistantes : pendant trois jours, de la soupe de poire avec du sucre de canne blanc ;
- et après, de la peau de mandarine séchée (Chenpi) et des bâtons de réglisse pendant trois jours aussi.

Elle utilise aussi deux fois la technique du Guasha en trois jours (cf. Chapitre IV).

En matière d'alimentation, je préconise le millet, des pissenlits, en salade ou sautés, des pommes et des figues séchées.

Résultats : la fièvre tombe et les diarrhées cessent dès le lendemain, la toux s'améliore et les maux de gorge disparaissent en trois jours, elle retrouve une respiration normale ainsi que l'odorat après la première semaine. L'appétit revient avec le retour de son mari, et le sommeil avec la pratique des bains de pied tous les soirs, qu'elle continue depuis qu'elle est guérie.

Quant aux enfants, je conseille de boire du Yu Ping Feng San matin et soir pendant trois jours, puis de l'infusion de Chenpi + réglisse matin, midi et soir pendant une semaine, car tous les deux présentent une langue blanche légèrement épaisse. Ils pratiquent également deux séances de Guasha.

En conséquence, la toux et les maux de gorge disparaissent définitivement après une semaine, à l'issue de laquelle ils n'ont plus de symptômes.

## 2) Madame A.

Le 6 mai, une artiste soliste lyrique en France me contacte et me décrit ainsi son état :

> J'ai eu les premiers symptômes du Covid le 15 mars. Le diagnostic est à 100 % sûr puisque j'ai fait un scanner des poumons qui marque les stigmates du virus.
> J'éprouve néanmoins, presque deux mois après, les premiers signes encore des difficultés respiratoires que mon pneumologue traite comme un asthme. Je n'ai toujours pas retrouvé le goût et l'odorat.
> Voilà, il est vrai que le souci, c'est que mon métier nécessite mes poumons. La voix est là, mais ce sont les poumons qui sont faibles.

Il n'y a donc aucun doute sur la maladie, puisque cette patiente a été diagnostiquée et soignée à l'hôpital. Cependant, des séquelles persistent, avec des conséquences professionnelles majeures, puisqu'elle ne peut plus exercer son métier près de deux mois après le début de la maladie.

Ma première question est de savoir quel(s) antibiotique(s) elle a pris. En effet, ils modifient le système immunitaire, et, par répercussion, les préconisations de la médecine traditionnelle chinoise.

> D'abord de l'azithromycine, puis du Clamoxyl, à la suite d'une infection dentaire, et du métronizadole lorsque la dent se surinfecta.

Je l'interroge ensuite de façon détaillée sur ses symptômes et les réactions de son corps, et demande une photo de sa langue. À réception, je peux diagnostiquer que Madame A. présente une énergie faible dans les poumons et les reins, ce qui signifie qu'il y a encore de l'humidité et des glaires à éliminer.

Ses difficultés respiratoires ont pour conséquence de l'empêcher de s'endormir. La priorité, bien entendu, est de renforcer le système immunitaire, donc la voie la plus efficace et la plus naturelle est de commencer par rétablir le sommeil. Je recommande un bain de pied avec une dizaine de tranches de gingembre pendant vingt minutes avant d'aller au lit.

Je lui propose aussi de boire l'infusion suivante matin et soir pendant sept jours : absinthe (20 g) + armoise (20 g) + Yu Ping Fen San + fibre de mandarine (20 g) + feuille de mûrier (20 g) ; et de pratiquer la moxibustion sur les points Da Zhui, Fei Shu et Ding Chuan, deux fois par jour, matin et soir.

Le 7 mai, c'est-à-dire dès le lendemain, elle m'envoie le message suivant :

> J'ai bien dormi cette nuit. Efficace bain de pieds au gingembre ! Je n'ai pas pris de Xanax.

Je lui conseille également, si elle a la possibilité d'en acheter, de préparer de la soupe de millet et d'y ajouter du sucre roux corsé, pour lui apporter de l'énergie. Elle me confirme dans les jours suivants les bienfaits qu'elle ressent au niveau de la respiration et du sommeil. Elle me dit également qu'elle a raconté mon traitement à une agence de presse venue l'interviewer.
Quatre jours plus tard, donc le 11 mai, elle m'interroge ainsi :

> Est-ce normal que je sois dégoûtée par le sucre de la tisane ?

Je lui réponds :

> Félicitations, vous avez retrouvé le goût !

Le lendemain, c'est l'odorat qui est revenu :

> Car j'ai senti la soupe qui cuisait ce matin ... une odeur terrible et un miracle, merci !!!

En résumé, elle retrouve le goût et l'odorat en suivant ces recettes pendant cinq à six jours, alors qu'elles les avaient perdus depuis deux mois et le début de la maladie. Si certains préfèrent penser qu'il ne s'agit que d'un effet placebo, cela prouve que l'être humain est puissant. Qui peut réellement en douter ? C'est d'ailleurs ce qu'illustre le troisième cas ci-dessous.

Avant de le présenter, voici la fin des recommandations pour Madame A., qui m'envoie deux photos de sa langue le 13 mai. Elles montrent qu'elle est guérie. Néanmoins, pour mieux tonifier encore l'énergie de ses poumons, je lui recommande de boire sans modération pendant deux semaines et en alternance un jour sur trois les infusions suivantes :

- menthe (fraîche) + miel ;
- citronnelle ;
- thym + verveine.

La toux provoque une carence en énergie Yin dans les poumons. Il est donc préférable de commencer par l'infusion menthe + miel, car l'ensemble est plutôt Yin, ce qui permet de les ré-hydrater dans un premier temps. Ensuite, la citronnelle est légèrement Yang, donc efficace pour ré-énergétiser les poumons et les désinfecter en profondeur. Enfin, l'infusion thym + verveine en troisième temps étant équilibrée en Yin et Yang, elle reconstruit l'énergie des autres organes, impactés par la faiblesse des poumons (nous reviendrons sur ce point).

Comme je constate également une légère forme de stress, voire d'angoisse, je lui conseille de veiller à son foie, notamment en suivant ces préconisations :
- consommer des artichauts, de la roquette, des pissenlits, du foie de veau...
- boire des infusions de pétales de roses séchées (sept boutons dans une tasse) + un ou deux bâtons de réglisse séchée + une ou deux tranches d'aubépine séchée. De plus, cette infusion est considérée comme ayant des effets de rajeunissement, d'embellissement et d'amincissement, c'est dire si la recette est précieuse.

Et, dans la mesure du possible, de continuer les bains de pied et la moxibustion sur les points Da Zhui, Fei Shu et Ding Chuan, deux fois par jour, matin et soir.

Le 26 mai, Mme A. m'envoie les résultats de son scanner thoracique :

> Indication
> Contrôle d'une atteinte de Covid-19 en mars (rares opacités en verre dépoli, avec aspect nodulaire, intéressant moins de 10 % du volume pulmonaire).
> (…)
> Conclusion :
> Normalisation tomodensitométrique. Absence d'anomalie.

Elle est donc définitivement guérie et m'envoie par la suite un dernier relevé d'analyse, qui conclut : « Présence d'anticorps anti-Sars-CoV2 (Covid-19) ». Il n'y a donc aucun doute sur la maladie qui l'a affectée et, de plus, elle a généré des anticorps.

3) La famille E.

L'histoire de cette famille chinoise, qui me fut présentée par un ami, me touche particulièrement. Depuis une semaine, le père a de la fièvre, autour de 38°, ne cesse de tousser et a perdu l'appétit. Son épouse commence seulement à tousser, mais a aussi perdu l'appétit et n'arrive plus à dormir. Quant aux deux enfants, ils témoignent d'un peu de fièvre, sans autres symptômes.

Ils appellent le 15, qui juge leur état insuffisamment alarmant alors que les hôpitaux sont de plus en plus saturés, et les renvoie vers leur médecin traitant. Il leur préconise du Doliprane.

Au bout d'une semaine, il n'y a aucune amélioration et la peur et l'angoisse se font de plus en plus présentes.

Lorsqu'ils me contactent, je demande qu'ils répondent à mon questionnaire d'une vingtaine de questions et, évidemment, m'envoient des photos de la langue de chacun.

Le cas de M. E. est le plus grave. Voici mes recommandations pour lui :
- la recette d'infusion de ma grand-mère (ail + gingembre + ciboulette) pour enlever la fièvre ;
- la moxibustion sur les points Da Zhui, Fei Shu et Ding Chuan, deux fois par jour, matin et soir.

Puis, dès que la fièvre est partie, c'est-à-dire deux jours après, prendre une infusion de 20 g d'armoise chinoise (艾叶) + Yu Ping Fen San + fibre de mandarine (30 g) + feuille de mûrier (30 g), pendant sept jours matin et soir.

Pour Mme E. :
- bains de pied avec une dizaine de tranches de gingembre + environ 50 g de feuilles de mûrier ;
- Yu Pin Feng San ;
- moxibustion sur les points Da Zhui, Fei Shu et Ding Chuan,

deux fois par jour, matin et soir, comme pour la plupart des autres patients.

Quant aux enfants :
- la recette de ma grand-mère pour enlever la fièvre ;
- puis les mêmes infusions que pour Madame A., à prendre pendant une semaine en alternance un jour sur trois : menthe (fraîche) au miel / citronnelle / thym + verveine.

Mme E. est rassurée par mes conseils, mais un problème se pose : ils habitent à plus de 300 km de Paris, ce qui rend difficile l'achat des plantes nécessaires. Certes, les envois par la Poste ou les services express sont possibles, mais le délai de livraison peut s'avérer long, donc elle ne sait pas quand la famille pourra commencer les préconisations.

Le soir même, vers 19 h 00, je reçois l'appel d'un homme. Âgé d'environ soixante-dix ans, il est le père de Madame E., et veut me voir avec les plantes qu'il a réussi à trouver à Paris dans la journée, afin que je lui confirme que ce sont bien celles que j'ai indiquées.

Madame E. me raconte par la suite que son père a couru toute la journée dans Paris à la recherche des ingrédients, et qu'après avoir effectué le détour pour me voir, il est immédiatement parti les rejoindre en voiture, à plus de 300 km. En arrivant, il a déposé ses achats devant leur porte, sans pouvoir les embrasser ni même entrer, afin de ne pas risquer d'être contaminé, et a repris la route. Au final, il roule près de 700 km dans la nuit, avant d'être de retour chez lui au petit matin.

La famille est guérie une semaine plus tard.

Je leur préconise aussi de prendre le soleil entre 10 h 00 et 12 h 00, puis entre 15 h 00 et 17 h 00, surtout Monsieur. En effet, le soleil est de l'énergie Yang naturelle, et gratuite ! Il est recommandé de mettre le dos face au soleil pour capter l'énergie Yang, plutôt que le ventre, qui lui capte l'énergie Yin de la Lune. À noter également que les durées et horaires d'exposition au soleil varient en fonction des saisons et des localisations. Par exemple, en France, il faut éviter de choisir entre 12 h 00 et 14 h 00 en été. Pour la Chine, c'est encore différent.

À chaque fois que je pense à ce père et à cette famille, les larmes me montent aux yeux. C'est incroyable ce que l'amour permet de faire.

4) Madame S.

Avant de devenir infirmière libérale, elle travaillait à l'Hôpital américain de Paris. Je la suis depuis longtemps, et elle m'a recommandée auprès de sa famille et de ses amis, qui me consultent régulièrement. Elle est très attentive à mes conseils, notamment pour l'alimentation quotidienne, car, depuis qu'elle les a mis en application, elle se sent en forme et a retrouvé son énergie, ainsi qu'une bonne mine, elle n'a plus ni insomnie, ni migraine, ni douleurs menstruelles, ni inflammations… Elle a même perdu cinq kilos et est redevenue la femme douce et souriante que ses proches connaissaient.

Elle est la preuve que la médecine traditionnelle chinoise n'est pas un miracle, mais une pratique quotidienne offerte à chacun. C'est d'ailleurs son évolution qui convainquit son entourage de venir me voir.

Le 24 mars, elle commence à présenter les symptômes désormais bien connus de toux sèche, de douleurs à la gorge, de perte de l'odorat et du goût. Elle s'inquiète, d'autant plus que son métier de soignante l'expose au risque du Covid-19. Un test lui confirme qu'elle est positive. Elle appelle le 15, qui lui recommande de rester chez elle et de prendre du Doliprane.

Sa situation ne s'améliore pas, au contraire, et sa respiration devient de plus en plus difficile, avec des montées d'angoisse et de stress. C'est pourquoi elle fait appel à moi. Après avoir étudié les photos de sa langue et ses réponses à mon questionnaire, je lui conseille :

- la moxibustion deux fois par jour sur les points déjà signalés ci-dessus (Da Zhui, Fei Shu et Ding Chuan) ;
- un grand bol d'infusion de gingembre avec du sucre roux corsé ;
- le soir : manger de la tête de radis blanc cru, et prendre un bain de pied avec 50 g de feuilles d'absinthe séchées + 50 g de fleur de carthame séchée + dix tranches de gingembre ;
- dans la journée : boire de la soupe avec le reste de radis blanc (bouilli) et du miel, ainsi que de la soupe de millet épaisse ;
- et, spécifiquement pour les maux de gorge, d'inscrire à son déjeuner les pissenlits avec les racines, en alternant les préparations : en salade, mélangés avec des feuilles de roquette ; en soupe, avec trois têtes d'ail et de la coriandre ; en boisson, avec 50 g de réglisse + 50 g de Chenpi ;
- et, si possible, se chauffer le dos au soleil tous les matins entre 10 h 00 et 12 h 00, puis de 15 h 00 à 17 h 00, pour absorber de l'énergie Yang, comme dans le cas de la famille E.

Les symptômes disparaissent rapidement et, une semaine plus tard, le goût et l'odorat sont revenus.

Ensuite, pour continuer de renforcer son énergie, je lui recommande de poursuivre la moxibustion sur le nombril au point Shen Que (神阙) et/ou sur le dos, de l'autre côté du nombril, sur Ming Men (命门), et de boire de la soupe de champignons blancs (20 g) + grains de lotus (20 g) + *Atractylodes macrocephala* Bai Zhu (20 g)[12] + *Poria Fuling* (20 g) + *Semem euryales Qianshi* (20 g), une fois par jour pendant trois jours, à l'heure du goûter (bien qu'elle ait un goût sucré et soit considérée comme un dessert, il

---
12. Plante médicinale chinoise, ainsi que les deux ingrédients suivants.

est préférable de consommer cette soupe hors repas, sinon elle perd de son efficacité).

Madame S. retrouve vite la pleine forme et son activité d'infirmière.

**Après le confinement**
À la ré-ouverture de mon cabinet début juin, quatre personnes viennent me voir après avoir été malades du Covid-19, dont deux testées positives et deux non testées, mais ayant présenté les symptômes de l'épidémie. Bien qu'elles aient été affectées depuis plus de trois mois, aucune n'a encore recouvré son état de santé antérieur. Ces cas sont significatifs, car ils témoignent du fait qu'il faut rester vigilant par rapport à la guérison, mais que les solutions de la MTC continuent de fonctionner en période post-pandémique.

*Cas 1* : Mme C., 42 ans, testée positive en février, avec tous les symptômes que nous connaissons bien désormais : fièvre, difficultés à respirer, toux, diarrhée, perte du goût et de l'odorat... Elle a pris du Doliprane sur les recommandations de son médecin généraliste, et s'en est sortie, mais elle se sent toujours très fatiguée, avec des migraines et encore des difficultés à respirer, notamment lorsqu'elle monte et descend les escaliers.

Je commence par poser les ventouses sur Da Zhui, un point Fei Shu et un point Ding Chuan pour l'aider à se débarrasser de la « négativité » restée dans les poumons. Ensuite, sur les deux points Shen Shu, car, une fois que le Covid-19 est entré dans le corps, il contamine non seulement les poumons mais aussi les reins, qu'il est indispensable de soigner : ils sont considérés comme la racine des organes.

Après les ventouses : moxibustion sur les mêmes points afin que Mme C. récupère de l'énergie, puis acupuncture pour favoriser la circulation.

Dès la fin de la séance, elle sent que son énergie revient et la respiration s'améliore.

Étant donné que sa langue est légèrement grosse, avec une couche jaune assez épaisse au fond de la langue, ce qui correspond à la zone des reins, je lui conseille l'infusion suivante, à prendre pendant sept jours matin et soir : 50 g d'*Artemisia annua* / Absinthe chinoise + 10 g de fibre de mandarine + 30 g de feuille de mûrier + 20 g de Chenpi + 10 g de réglisse + Yu Ping Feng San.

*Cas 2 et 3* : Mme Y., 58 ans, et Mme S., 65 ans, ont eu les symptômes du Covid-19, mais elles n'ont pas été testées et ont pris du Doliprane. Vu l'état de leur langue lors de la consultation, similaire à celui de madame C., je procède de façon identique, avec les mêmes résultats dès la fin de la séance.

*Cas 4* : M. R., 57 ans, est chanteur et me rend visite sur les conseils d'une amie, dont je me suis occupée à distance. Testé positif début mars, il présente alors les mêmes symptômes que Mme C., et prend du Doliprane sur les conseils de son médecin généraliste.

De nouveau testé fin avril, il se révèle, cette fois, négatif. Courant mai, il sent pourtant que le virus se réveille : il a de nouveau du mal à respirer, son énergie se « décharge », ses poumons sont de plus en plus « bloqués », il perd l'appétit, les insomnies reviennent... et il n'arrive plus à chanter. Apparaissent également des symptômes que je n'ai pas encore rencontrés dans les autres cas de coronavirus : des douleurs aux genoux et des troubles de la mémoire. Son état conforte mes observations sur le fait que le Covid-19 n'affecte pas que les poumons, et que nous devons absolument nous intéresser aux autres organes.

À travers son pouls, je constate, effectivement, la faiblesse de son énergie au niveau du cœur, du foie, des poumons et des reins, avec de la rétention d'eau dans la rate. En conséquence, nous débutons par les ventouses sur Da Zhui, un point Fei Shu, un point Ding Chuan et les deux points Shen Shu. Les soins sont similaires à ceux de Mme C. : après les ventouses, moxibustion sur les mêmes points pour remonter et tonifier l'énergie, avec, en plus, Pi Shu, Gan Shu et Ming Men, suivie de l'acupuncture pour favoriser la circulation.

Après la séance, il se réjouit que ses douleurs aux genoux aient déjà disparu et que sa respiration s'améliore. Voilà ce qu'il me décrit avoir ressenti pendant la partie acupuncture :

> Une énergie chaude circule de nouveau dans mon corps, la sensation de froideur est partie, notamment aux mains et aux pieds.

Sa langue présente une couche blanche couverte d'une légère couche jaune, alors je préconise l'infusion suivante, à prendre pendant sept jours matin et soir : 30 g d'*Artemisia annua* / Absinthe chinoise (青蒿) + 30 g d'armoise chinoise (艾叶) + 10 g de fibre de mandarine + 30 g de feuille de mûrier + 20 g de Chenpi + 10 g de réglisse + Yu Ping Feng San.

Je lui conseille également un bain de pied avec une dizaine de tranches de gingembre tous les soirs, afin de chasser l'insomnie et stimuler l'énergie dans les reins. En effet, chauffer les pieds fait circuler l'énergie des reins et en favorise la circulation dans tout le bas du corps, ce qui contribue à nous détendre. Pour la médecine traditionnelle chinoise, les pieds sont d'ailleurs considérés comme la racine du corps, et les reins la racine des organes.

## Deux systèmes complémentaires...

En Chine, la médecine traditionnelle et la médecine occidentale, avec l'utilisation de médicaments chimiques, sont considérées comme complémentaires, et les deux systèmes peuvent cohabiter dans un même hôpital, la priorité étant la santé du malade, donc le choix de la meilleure solution pour lui.[13]

Ayant des connaissances sur les médicaments chinois et forte de mes premières expériences sur le Covid-19, j'effectuai dès le 12 mars une demande de dons de médicaments chinois auprès de Monsieur Li, le représentant en France de la fondation d'intérêt public International Education Centre (全景公益基金会).

Avec son soutien, la fondation qu'il représente et l'Administration nationale de la médecine traditionnelle chinoise (中国中医药管理局) acceptèrent de nous approvisionner gracieusement en médicaments pharmaceutiques brevetés chinois, mais il fut impossible de les recevoir compte tenu de l'exigence de licences d'importation et de la norme CE.

Finalement, ils nous envoyèrent environ 200 kg de plantes médicinales, qui furent distribuées dès réception, soit à partir du 8 avril (l'épidémie ralentit fortement la logistique et l'arrivée des plantes).

Entre temps, un grand nombre de patients avait pu se les procurer dans les boutiques spécialisées ou se les faire envoyer par leur famille en Chine.

---

13. « À travers le pays, plus de 92 % des patients chinois atteints de Covid-19 ont été traités par la MTC, seule ou en combinaison avec des thérapies occidentales. », *Wikipedia's Culture of Editorial Chaos and Malice*, Richard Gale et Dr Gary Null, Global Research, 19 juin 2020.

*Chapitre II*

## Les sources et la recherche

**Pratique multiple**
Avec les exemples du chapitre précédent, celles et ceux qui ne connaissent pas la médecine traditionnelle chinoise ont pu constater qu'elle utilise des techniques différentes, que nous pouvons résumer ainsi de façon non exhaustive : la pharmacopée et l'herboristerie, la diététique, l'acupuncture, la moxibustion, les exercices et les massages énergétiques, l'application de ventouses, le Gua Sha... Nous reviendrons plus en détail ci-dessous sur quelques-unes de ces techniques, en tout cas celles qui ont démontré leur efficacité pour vaincre le Covid-19.

**Premiers fondements**
Tout le monde peut être atteint par ce virus, mais la médecine traditionnelle chinoise considère que les personnes en équilibre d'énergie Yin et Yang résisteront mieux, voire ne seront pas ou très peu affectées, car leur système immunitaire sera à la hauteur pour les défendre de telles attaques.

Ensuite, la MTC traite chaque situation individuellement et n'offre pas de réponse généralisée tel qu'un médicament universel. En Chine, par exemple, le traitement dépendra de la province ou de la région, c'est-à-dire de sa cuisine, de ses conditions climatiques, etc. En conséquence, je ne donne pas les mêmes recommandations à mes patients selon qu'ils vivent en France, en Italie, au Maroc ou en Chine, d'une part, et les symptômes qu'ils présentent, d'autre part, même si le diagnostic indique la même maladie. Certes, il y a une base et des aspects communs, comme nous l'avons constaté dans les exemples cités précédemment, mais ils sont toujours évalués et traités cas par cas. Si j'avais eu à m'occuper de patients en Afrique subsaharienne ou en Europe du Nord, les préconisations auraient, sans doute, encore été différentes. C'est d'ailleurs ce qu'exprime le livre du mythique Empereur Jaune, le *Huangdi Nei Jing* (黄帝内经)[14], où il est écrit :

中医是因地制宜, 因时制宜, 因人制宜的,

ce qui signifie :

> La médecine chinoise s'adapte aux conditions locales, s'adapte au moment et s'adapte aux personnes.

En conséquence, la première recommandation de la médecine traditionnelle chinoise face à l'épidémie de coronavirus est de renforcer notre système immunitaire, c'est-à-dire « la couche de protection/défense » (卫气, Wei Qî). Cela consiste d'abord à équilibrer nos énergies Yin et Yang, afin de nous permettre d'être en bonne santé : la prévention est la clé. Les solutions arrivent ensuite, lorsque frappe la maladie.

Néanmoins, dans le cas du Covid-19, n'hésitez pas à appeler immédiatement le 15 (pour la France) ou les services qui pourront vous apporter le secours dont vous avez besoin. Si, ensuite, bien que ce soit nécessaire, l'hôpital ne peut vous accueillir, notez ces points : restez chez vous au calme, buvez de l'eau tiède, c'est-à-dire de l'eau portée à ébullition que vous laissez refroidir autour de 40 à 50 °C, car elle nous permet de mieux respirer que l'eau

---

14. Le *Huangdi Nei Jing* (黄帝内经) ou *Classique interne de l'Empereur Jaune* est le plus ancien ouvrage de médecine chinoise traditionnelle. Huangdi, connu en Occident aussi sous le nom de l'Empereur Jaune, fut un souverain mythique civilisateur considéré comme le père de la Chine. Il aurait régné au IIIe millénaire avant Jésus-Christ.

froide, qui fait stagner les blocages. Suivez également un régime alimentaire léger, avec moins de gras et de sucre, qui auront des effets sur les symptômes de type Covid-19, rhume, grippe, fièvre – par exemple, si un enfant tousse, il vaut mieux éviter de lui donner des frites. Ne prenez surtout pas n'importe quel « conseil », voire d'antibiotique, que vous auriez trouvé sur les réseaux sociaux sans avoir préalablement sollicité l'avis d'un médecin, il en va de votre santé, ainsi que nous l'avons déjà expliqué.

Avant de présenter plusieurs solutions naturelles, notamment en matière de nutrition, afin de nous aider à augmenter notre énergie et renforcer notre système immunitaire, introduisons de façon synthétique les sources principales de la médecine traditionnelle chinoise et celles sur lesquelles je m'appuie, notamment lorsqu'elles ont été développées par les médecins de ma famille – j'ai d'ailleurs cité à plusieurs reprises des recettes de ma grand-mère.

**Les maîtres anciens**
En premier lieu, je repris les connaissances développées par Zhang Zhongjing (张仲景), célèbre maître de médecine traditionnelle chinoise. Les dates de sa naissance et de son décès ne sont pas connues avec certitude, mais il est estimé qu'il vécut entre 150 et 219, c'est-à-dire à la fin de la dynastie Han, qui régna sur la Chine de 206 avant J.-C. à 220 après J.-C.

Son livre essentiel, le *Shanghan Zabing Lun* (伤寒杂病论), qui peut être traduit par le *Traité des pathologies du froid et des autres maladies*, fut perdu pendant les guerres de la période des Trois Royaumes (220-280), mais reconstitué par la suite en deux ouvrages par différents médecins :

- le *Shang Han Lun* (伤寒论) ou *Sur les lésions du froid*, un livre centré sur la façon de traiter les maladies infectieuses épidémiques provoquant des fièvres répandues à son époque,

- le *Jingui Yaolue* (金匱要略) ou *Prescriptions essentielles du coffre d'or*, un recueil d'expériences cliniques diverses sur les maladies internes.

Régulièrement mis à jour jusqu'à l'ère moderne, l'ensemble est devenu un classique de la médecine traditionnelle chinoise et reste l'un des ouvrages les plus influents en matière de santé.

À partir des dynasties Yuan (1279-1368) et Ming (1368-1644), Zhang Zhongjing fut même considéré comme un « saint médical ». En plus du principe de différenciation et de traitement du syndrome qu'il établit, ce qui constitue la base et l'âme de la pratique clinique de la MTC, il développa de nombreuses formes posologiques et des prescriptions qui prouvent leur efficacité depuis deux millénaires.

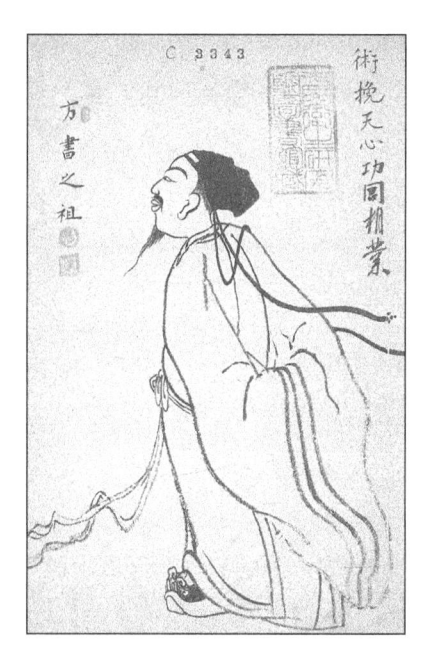

Zhang Zhongjing
Source : Wellcome Images / Wikimedia Commons

Ensuite, je travaillai à partir des travaux de Ye Tianshi (葉天士), né dans une famille de médecins (1667-1747). Son grand-père Ye Shi et son père Ye Zhaocai furent particulièrement compétents dans le domaine de la pédiatrie. Ye Tianshi commença l'apprentissage de la médecine à l'âge de douze ans. Un ministre contemporain, qui rédigea une biographie sur sa vie, déclara que tout le monde connaissait ses œuvres, « jusqu'au colporteur ». Il est non seulement connu pour ses compétences médicales, mais aussi pour sa maîtrise des techniques de Fengshui.

Ses travaux sont encore pertinents à notre époque, y compris dans le cas du coronavirus, car Ye Tianshi est considéré comme la meilleure source dans le traitement des maladies épidémiques, ainsi que pour le paludisme et les éruptions cutanées. D'ailleurs, il est le premier en Chine à découvrir la scarlatine.

Son livre *Wenre Lun* (温热论) ou *Discussion sur les maladies chaudes*, est publié en 1746, peu de temps avant sa mort.

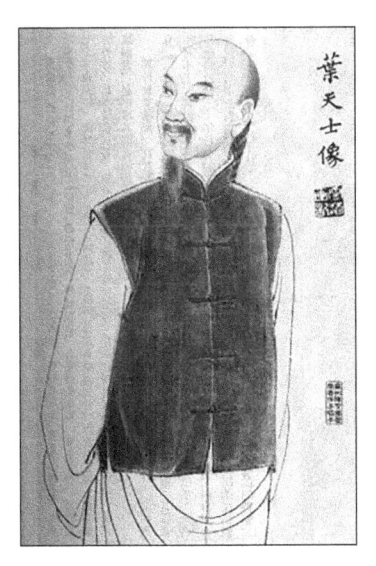

Ye Tianshi
Source : Wikimedia Commons

**Les sources familiales**

J'ai parlé de mon grand-père, qui fut un grand médecin traditionnel chinois, mais ce fut aussi le cas de ma grand-mère, dont j'utilise de nombreuses recettes. Elle fut à la fois formée à la médecine occidentale, avec une spécialisation en dermatologie, et à la médecine traditionnelle chinoise. Son père était également un médecin occidental et traditionnel chinois, qui étudia la médecine en France. Rentré en Chine, il exerça son métier et, de plus, fut nommé préfet de sa province.

Mes patients bénéficient de leurs recherches, que je poursuis également, car la nature, les êtres vivants... évoluent continuellement Je commençai d'ailleurs à étudier la question du Covid-19 dès le mois de janvier, car il paraissait évident que l'épidémie deviendrait mondiale (j'ai même envoyé un courrier d'alerte au ministère de la Santé français le 10 février, y compris avec des propositions de solutions à mettre en place, notamment à l'aéroport Charles-de-Gaulle).

Le premier point de mes recherches porta sur l'analyse des symptômes, à travers les fiches communiquées par les médecins en Chine. J'échangeai également avec les élèves de mon père, lui aussi médecin, surtout avec l'un d'entre eux, car il aida des équipes de soignants sur les questions de prévention. Il partagea leurs expériences, les plantes qu'ils utilisaient, les avancées, les échecs... Je participai également avec eux aux analyses. Ensuite, je repris toutes les plantes et les recettes ayant prouvé leur efficacité, que je sélectionnais et adaptais en fonction de l'environnement de la France et des pays où j'interviens habituellement.

Ainsi, lorsque le couple rentré de Wuhan vint me consulter fin janvier, je connaissais déjà les solutions à mettre en œuvre. Leur guérison rapide m'apporta encore plus de confiance, confortée ensuite par les autres cas que j'eus à traiter. Je partageais d'ailleurs mes résultats et mes recettes, afin que le plus grand nombre puisse bénéficier des bienfaits de la médecine traditionnelle chinoise.

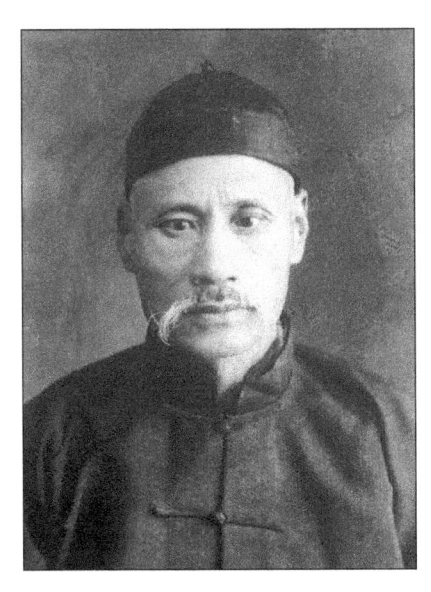

Mon arrière-grand-père, Zhiping Dai, lui aussi médecin traditionnel et maire de région (乡长)

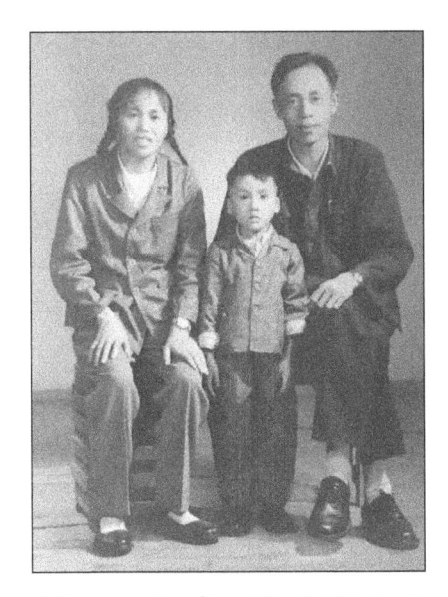

Ma grand-mère, Zhefei Dai, et mon grand-père, Baochi Cai, avec mon père.

**Les Huit principes de diagnostic (**八纲辨证**, Bā gāng biànzhèng)**
Il est question DU Covid-19, mais, pour nous, médecins traditionnels chinois, chaque cas est différent. Ainsi, au sein d'une famille victime de la pandémie, y compris lorsque la source du virus est la même, il est probable que les symptômes différeront en fonction de l'âge, du genre, de l'énergie du corps... En conséquence, la médecine traditionnelle chinoise adaptera les possibilités de traitement en fonction de chaque personne.

À cet effet, nos ancêtres développèrent un système appelé « les Huit principes de diagnostic », à partir des huit origines de symptômes qu'ils identifièrent comme suit :
- 阴 : yin ;
- 阳 : yang ;
- 表, biǎo : superficiel (yang), (Localisation, plutôt rapide, aigu) ;

- 里, lǐ : interne (yin), (Localisation, plutôt lent, chronique) ;
- 热, rè : chaleur (yang), (Nature, plutôt rapide, aigu) ;
- 寒, hán : froid (yin), (Nature, plutôt lent, chronique) ;
- 实, shí : excès (yang), (Nature, plutôt rapide, aigu) ;
- 虚, xū : déficience (yin), (Nature, plutôt lent, chronique).

Une même maladie peut correspondre à plusieurs de ces origines de symptômes. Il y a quatre étapes importantes pour les déterminer : l'inspection, l'écoute, l'enquête et la prise du pouls. En période de confinement, la prise de pouls et l'inspection étant impossibles, il reste l'écoute et l'enquête, dont l'analyse de la langue. Voici le questionnaire que j'ai développé spécifiquement pour le Covid-19, en prenant en compte ces circonstances exceptionnelles de distance :

> En cette période d'épidémie de Covid-19, d'après les informations communiquées par les établissements de santé en France, si vous souffrez de l'un de ces trois symptômes principaux, il est possible que vous soyez infecté(e) :
> 1. 失去嗅觉 / Perte de l'odorat et du goût ;
> 2. 高烧不退 / Fièvre élevée et persistante ;
> 3. 腹泻 / Diarrhée.
> Dans ce cas, veuillez répondre aux questions suivantes :
>
> 1. Exprimez les symptômes de votre maladie avec le plus de précisions et de détails possibles.
> 2. Avez-vous toussé ?
> 3. Si oui, avec des glaires ?
> 4. Si oui, de quelle couleur sont-elles : blanches ou jaunes ?
> 5. La couleur et la mine de votre joue ? (dans la majorité des cas, des joues blanches traduisent une maladie Yin, tandis que des joues rouges indiquent une maladie Yang)

6. La couleur de vos lèvres : pâle, rouge vif, rouge sombre, sèches ?
7. Fréquence et détail des urines et des selles ?
8. Détail pour les trois repas de vos habitudes alimentaires quotidiennes ?
9. État de votre sommeil ?
10. Vos mains et vos pieds sont-ils froids ou chauds ?
11. Avec de la transpiration ? **À quel moment ? Quelle(s) partie(s) du corps ? Intensité ?**
12. Prenez-vous des antibiotiques ou médicaments ? Si oui, lesquels ?
13. Inspirez en profondeur par la bouche, puis expulser par le nez, dites-moi ce que vous sentez après.
14. Faites-moi parvenir deux photos de votre langue prises le matin, l'une avant le brossage des dents, l'autre après (avant, cela présente l'énergie de la rate et de l'estomac, et l'état de la digestion ; après, elle affiche les symptômes).

Plusieurs questions peuvent sembler étonnantes, mais, par exemple, si les mains ou les pieds sont froids, cela signifie que la circulation sanguine n'arrive pas jusqu'au bout des membres, ce qui témoigne d'une faiblesse dans l'énergie du corps, et oriente vers le traitement à appliquer.

## Correspondances organes-couleurs

L'un des principes de la médecine traditionnelle chinoise est de faire correspondre cinq organes à cinq couleurs, selon le tableau ci-dessous :

| Organes | Couleurs |
|---|---|
| Foie | Vert |
| Cœur | Rouge |
| Rate | Marron |
| Poumons | Blanc |
| Reins | Noir |

L'une des conséquences est que, en cas de faiblesse de l'un de ces organes, il faut privilégier les aliments correspondant à sa couleur, par exemple du sésame noir pour les reins ou des pommes rouges pour le cœur. Quant aux poumons, leur couleur est le blanc, donc les graines de sésame blanc nous aideront à retrouver de l'énergie pour les tonifier.[15]

---

15. Cette partie est largement développée dans *La Santé par la médecine traditionnelle chinoise*, Angelina Jingrui Cai, éd. Louise Courteau Inc., 2020.

## *Chapitre III*

## Les poumons et les (corona)virus

**Introduction**
Le Covid-19 n'affecte pas que les poumons : tous les organes sont touchés à des degrés divers, c'est pourquoi se manifestent des symptômes aussi variés qu'insomnies, diarrhées, perte d'appétit, de goût, etc. En conséquence, notre philosophie consiste à traiter l'ensemble, par exemple le cœur et les reins pour dormir bien, donc remonter le sytème immunitaire, la rate et l'estomac pour retrouver l'appétit, ce qui permet de récupérer de l'énergie par l'alimentation, également les intestins pour stopper la fuite d'énergie due aux diarrhées...

Néanmoins, les poumons occupent la place centrale dans une telle pandémie, leur traitement est donc essentiel.

**Les poumons, c'est la vie !**
Selon les observations de la médecine traditionnelle chinoise, ils sont un organe Yin, dont le gros intestin est la contrepartie Yang. En effet, c'est un concept qu'il n'est pas évident de transcrire en français, mais, globalement, il est considéré que les organes fonctionnent par paires Yin-Yang[16].

Évidemment, ils sont tous essentiels, mais les poumons le sont à plus d'un titre :
- ils contrôlent tous les méridiens (nous y reviendrons dans le chapitre suivant) ;
- ils sont les maîtres du Qi, c'est-à-dire de l'énergie vitale, car ce sont eux qui le gouvernent, ainsi que la respiration.

---
16. Pour en savoir plus sur ces questions, lire *La Santé par la médecine traditionnelle chinoise*, Angelina Jingrui Cai, éd. Louise Courteau Inc., 2020.

Ce sont des organes délicats, les plus sensibles et fragiles parmi tous les autres : ils ont besoin de protection et demandent plus d'attention et de soin. Étant connectés avec la gorge et ouverts par le nez, ce sont les premiers organes à être contaminés en cas de virus comme le Covid-19.

**Propriétés et relations avec les autres organes**
Certains symptômes du Covid-19, qui ne semblent pourtant pas liés aux poumons, en proviennent néanmoins, compte tenu des liens avec les autres organes.

1) Le cœur
Les poumons sont considérés comme le « parasol du roi », car ils protègent l'organe le plus proche, à savoir le cœur. Ils l'aident dans sa fonction circulatoire, en lui fournissant le Qi pour assurer la circulation sanguine. En cas de faiblesse, c'est l'ensemble du fonctionnement des organes et du corps qui est affecté.

*Les conséquences du Covid-19*
Selon la médecine traditionnelle chinoise, c'est le cœur principalement qui domine le sommeil. Cela explique pourquoi la majorité des personnes touchées par le Covid-19 deviennent insomniaques, même si elles sont peu angoissées ou gênées par la toux. En effet, lorsque l'énergie du poumon est affaiblie, elle n'arrive plus à aider à faire descendre l'énergie du cœur vers les reins, donc nous ne pouvons plus nous détendre et atteindre l'état permettant l'endormissement. De plus, le cœur continue de fonctionner comme un moteur tournant dans le vide, avec, entre autres, le risque de crise cardiaque.

2) La rate
Les poumons protègent aussi la rate. Ils transforment et contribuent à fortifier l'énergie qu'elle fabrique, indispensable à la circulation sanguine. En conséquence, si l'énergie provenant des poumons s'affaiblit, celle de la rate aussi et l'efficacité de ses fonctions diminue : elle ne peut plus se débarrasser de l'excès d'eau dans le corps, ce qui provoque de la rétention d'eau, des œdèmes..., ni stimuler l'appétit, accompagner le travail de l'estomac, etc.

*Les conséquences du Covid-19*
Les liens entre les poumons et la rate expliquent naturellement des symptômes comme la perte d'appétit, les gonflements du ventre, les diarrhées... En effet, c'est la rate qui domine l'appétit et gère la digestion avec son partenaire, l'estomac.

3) Les reins
Le fonctionnement des reins dépend de l'énergie des poumons. S'ils sont malades, l'une des conséquences rénales est la mauvaise affectation et évacuation de l'eau dans le corps, l'amplification des problèmes respiratoires, etc.

*Les conséquences du Covid-19*
Le sommeil est non seulement dominé par le coeur, mais les reins y contribuent aussi : pour bien dormir, il faut que l'énergie Yang du cœur descende dans celle Yin des reins.

C'est pour cette raison que lorsque nous traitons le Covid-19, il est dispensable d'activer l'énergie des reins, afin d'améliorer la circulation et le sommeil, des fondamentaux pour renforcer le système immunitaire et vaincre la maladie.

# Principes et clés du Covid-19

Exemple de détermination des maladies
En MTC, il est nécessaire d'identifier la provenance d'une maladie, car même s'il s'agit d'un rhume, il ne sera pas traité de la même façon en étant d'origine Yin ou Yang. Voici quatre exemples, qui s'appliquent aux symptômes du rhume, de la grippe et du Covid-19 :

– Yin
风寒 (Fēng Hán) Vent froid, ou 伤寒 (Shāng Hán) Fièvre typhoïde / Atteinte par le froid (ou Coup de froid).
Une indication d'un de ces deux cas Yin est la langue de couleur blanche ou blanche épaisse.

– Yang
风热 (Fēng Rè) Vent de chaleur / Vent chaud, ou 风燥 (Fēng Zào) Vent sec.
Une indication d'un de ces deux cas Yang est la langue sèche, de couleur rouge, jaune ou jaune épaisse.

Le Covid-19 n'étant pas identifié en tant que tel dans la médecine traditionnelle chinoise, voici les catégories auxquelles il est apparenté dans la classification de nos ancêtres :
温病 (Wēn Bîng), Maladie tiède
湿温 (Shī Wen), Maladie humide et tiède
疫病 (Yî Bîng) / 疫疠 (Yî Lî), Maladie épidémique
温疫 (Wēn Yî), Maladie épidémique tiède
疟疾 (Nüè Ji), Paludisme

痰饮 (Tán Yīn), Mucosités
邪 (ou 邪气) Xié (ou Xié Qî), Énergie négative
伏邪气 (ou 伏气) Fú Xié Qî (ou Fú Qî), Énergie négative latente
虚 (Xu), Déficience (ou Vide).

En conséquence, même s'il s'agit d'un seul virus, le Covid-19 peut avoir une réaction de type froid ou chaud sur le malade, comme la grippe ou le rhume, ce qui en change les symptômes, donc les traitements.

## Un conseil de prévention

Dans une casserole, faites bouillir trois litres, soit cinq proportions d'eau pour une de vinaigre, et ajoutez trois cuillères à soupe de sel. Après avoir porté à ébullition, diffusez dans toutes les pièces de votre domicile.

Cette méthode est utilisée en Chine depuis des siècles par les maîtres de Fengshui pour enlever les ondes négatives. Ils choisissent en priorité le vinaigre de riz noir, que l'on peut acheter dans les supermarchés asiatiques, car son effet désinfectant et antimicrobien est supérieur à celui des autres.

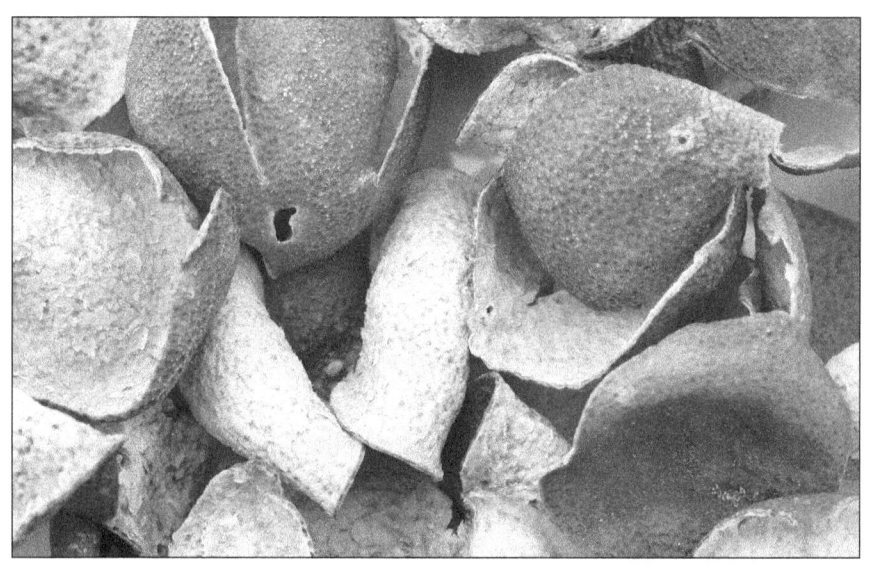

Le Chenpi est de la peau de mandarine séchée, qui a suivi un processus de séchage particulier sur plusieurs années.

*Chapitre IV*

## Méridiens et points d'acupuncture

Ils constituent un concept clé de la médecine traditionnelle chinoise. Les méridiens sont des « canaux » invisibles par lesquels circule l'énergie vitale. Il en existe douze principaux. Tout blocage en un point entraîne des perturbations pouvant être sources de maladie.

Un médecin traditionnel utilisera alors, entre autres moyens, les points d'acupuncture situés sur toute la surface du corps, particulièrement le long des méridiens. Près de deux mille ont été identifiés, mais entre trois cents et quatre cents sont utilisés pour traiter la plupart des situations. D'ailleurs, une partie de mes recherches porte sur la découverte de nouveaux points d'acupuncture, qui pourraient s'avérer indispensables pour traiter les maladies nouvelles et faire face à l'évolution de l'environnement en général et des êtres humains en particulier – en effet, l'énergie dans laquelle nous baignons n'est plus la même qu'il y a ne serait-ce qu'un siècle.

Le concept des méridiens et des points d'acupuncture est étranger à la science occidentale, mais nous les utilisons pour plusieurs techniques, dont certaines se sont révélées précieuses contre le Covid-19.

## 1. La moxibustion

### Sensation de chaleur

Selon la médecine traditionnelle chinoise, cette méthode très ancienne se classe parmi les meilleures, voire la meilleure, pour prévenir et traiter les maladies. D'ailleurs, la bible de la MTC dit de l'utiliser si l'on n'arrive pas à soigner avec les plantes ou l'acupuncture. De plus, comme beaucoup de plantes peuvent produire des effets secondaires, il est recommandé d'appliquer ensuite la moxibustion, afin de réparer les organes affectés, ainsi qu'après l'utilisation des ventouses, dans le but de recharger l'énergie.

Elle constitue aussi un accompagnement principal de l'acupuncture, dont le mot en chinois, 针灸 (Zhen Jiu), est composé de 针 (Zhen), qui signifie « acupuncture », et 灸 (Jiu) pour « moxibustion ». Pour obtenir un résultat plus efficace en acupuncture, la MTC recommande donc de l'accompagner de moxibustion.

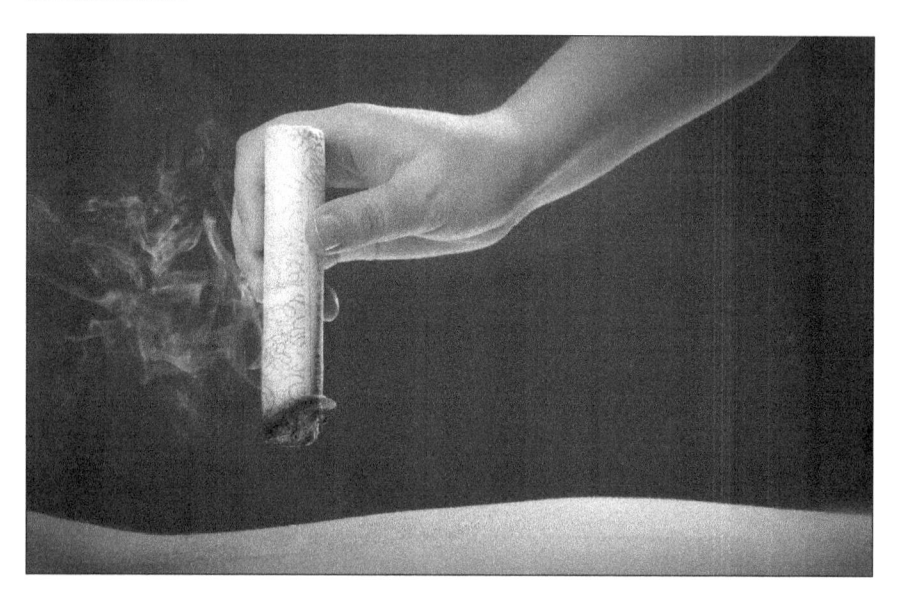

**Pratique d'armoise**

La moxibustion est une technique plutôt simple : elle consiste à chauffer des points du corps avec un moxa, c'est-à-dire un bâton composé de feuilles d'armoise que l'on fait se consumer. Il est considéré que les cotons d'armoise produisant le plus d'énergie Yang, c'est-à-dire les plus efficaces, proviennent de la province chinoise du Hubei, dont la capitale est... Wuhan.

La force de l'énergie Yang du moxa peut pénétrer les méridiens et même les viscères.

Il existe des boîtes de moxibustion, qui en facilitent la pratique. Dans ce cas, il est utilisé ce qui est appelé un « cube », en fait un cylindre de l'ordre de 3 cm de long, tandis que le bâton mesure environ 20 cm (cf. photos). À défaut de disposer d'une boîte spécifique, n'approchez pas le bâton à moins de 4 cm de la peau, soit deux fois le diamètre du moxa.

Le temps de moxibustion pour chaque point d'acupuncture est d'environ vingt minutes, c'est-à-dire le temps que met un (petit) moxa à se consumer (le bâton peut être utilisé jusqu'à cinq fois, car il dure plus longtemps).

En période normale, c'est-à-dire en bonne santé, il est suffisant de pratiquer la moxibustion pendant trois jours, pour fortifier notre énergie.

Lorsque vous pratiquez sur au moins deux points consécutivement, il est nécessaire de suivre l'ordre général recommandé par la médecine traditionnelle chinoise : partir des points situés en haut vers ceux plus bas, et de gauche à droite, car il faut toujours commencer par le côté Yang (haut / gauche) vers le Yin (bas / droite), afin de suivre le sens de circulation de l'énergie. Le contraire risque de provoquer désordre et dysfonctionnement, dont de la nervosité... Si vous avez acquis un appareil de moxibustion avec trois boîtes, vous pouvez traiter trois points en même temps. À défaut, respectez l'ordre indiqué.

Il n'est pas nécessaire d'attendre ou de faire une pause entre deux points.

Buvez de l'eau tiède avant la moxibustion, afin de faciliter les déblocages dans la circulation de l'énergie et augmenter son efficacité, ainsi qu'après, pour aider à l'évacuation des blocages (humidité, déchets, froid...).

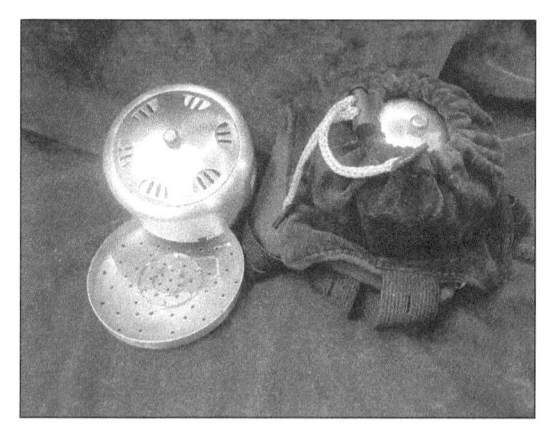

Boîte de moxibustion...

...et avec un moxa commençant à se consumer avant fermeture de la boîte

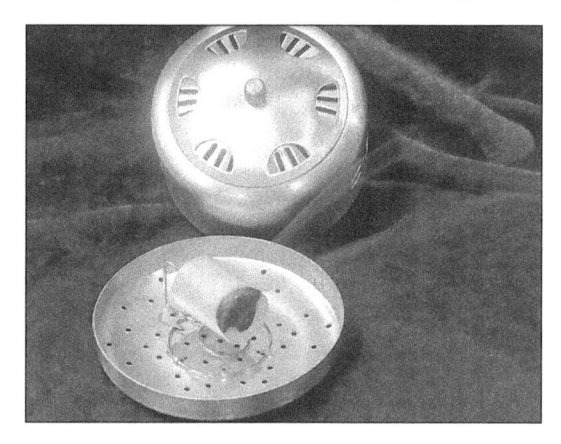

**Contre-indications**
Comme la moxibustion génère un excès de circulation sanguine, elle est déconseillée :
- chez les femmes enceintes ;
- en période menstruelle si les règles sont abondantes ;
- pour les personnes souffrant de hausses de tension.

Compte tenu de ses bienfaits, il peut néanmoins s'avérer utile de solliciter un professionnel de la médecine traditionnelle chinoise.

Il est déconseillé également de la pratiquer en mangeant, après avoir trop mangé, quand on a faim ou trop bu d'alcool, car la circulation de l'énergie est alors perturbée, ce qui diminue son efficacité.

**Propriétés**
Parmi ses principaux effets, la médecine traditionnelle chinoise a établi que la moxibustion renforce la vitalité, chasse le froid, déshumidifie le corps, favorise la circulation sanguine et, de façon générale, améliore la résistance du système immunitaire en équilibrant les énergies Yin et Yang.

Le moxa a des effets antibactériens et antiviraux, et l'utilisation aussi de la fumée de ses feuilles dans des circonstances particulières peut inhiber l'action de certains virus, dont celui de la grippe.

En cette période de Covid-19, il est même recommandé d'en faire brûler chez soi ou sur son lieu de travail, comme de l'encens, afin de purifier l'air et diminuer les risques de contamination.

Bâton de moxa brûlant dans un magasin

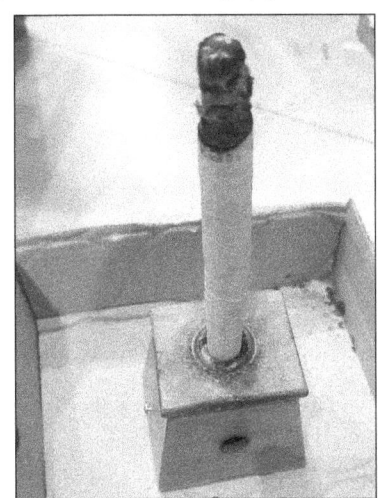

**Trois points importants**

Parmi les centaines de points sur lesquels il est possible de pratiquer la moxibustion, au moins trois d'entre eux se révèlent particulièrement efficaces contre le Covid-19, et toute infection pulmonaire en général. À la différence d'autres techniques, comme l'acupuncture, il n'est pas indispensable de localiser le point avec une extrême précision, car l'effet se produit sur la zone. Cela dit, il vaut mieux, quand même, ne pas être trop éloigné des points.

Il est à noter qu'il n'est pas toujours évident de localiser les points, surtout lorsqu'on débute, mais cela vient avec la pratique.

1) Da Zhui (大椎), DU14

Localisation : c'est un point de captation d'énergie situé sur la colonne vertébrale, en bas de la septième vertèbre cervicale. Pour le trouver, levez haut la tête : il se situe dans le creux du cou, au-dessus de la ligne des épaules.

Indications : fièvre, toux, rhume, bronchite, rougeurs de la peau, gonflements du ventre, sueurs nocturnes, douleurs oculaires, rigidité du cou, asthme, épilepsie...

C'est l'un des points les plus importants pour « libérer l'extérieur » et traiter « la chaleur du vent », qui génère les maladies liées au froid et au chaud.

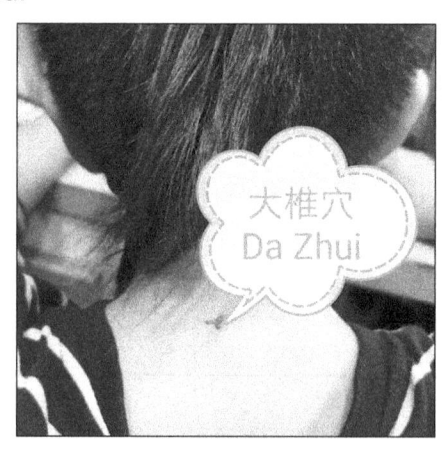

2) Fei Shu (肺俞), BL13

Même s'il s'agit de deux points, ils portent le même nom et la même référence internationale[17].

Localisation : dans le dos. À partir de la première vertèbre du dos (la plus grosse, en bas du cou), descendre jusqu'au bas du creux de la troisième, puis s'écarter de 1,5 cun à gauche et à droite de la colonne.

Indications : toux, asthme, crachats de sang, bouffées de chaleur, sueurs nocturnes, nez bouché...

Agir sur les points Fei Shu permet notamment de renforcer l'énergie des poumons, en équilibrant le Yin et le Yang, ce qui est indispensable en période de coronavirus.

Il n'est pas nécessaire de pratiquer systématiquement sur les deux points, un seul peut suffire, sauf en situation grave. S'il faut faire les deux, commencer par celui de gauche.

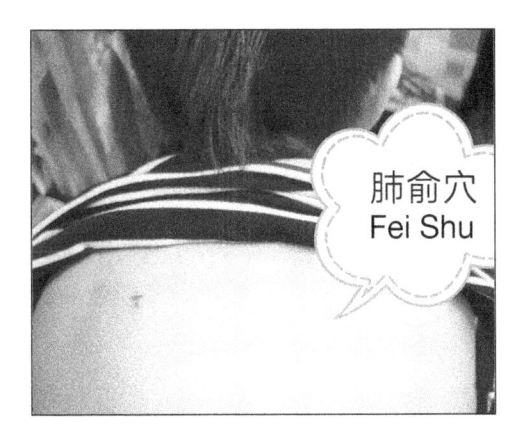

---

17. Les professionnels considèrent, en pratique, qu'il ne s'agit que d'un seul point, mais nous utilisons cette notion de « deux » points dans le livre afin de faciliter la compréhension. C'est aussi pour cela qu'il n'y a qu'une seule référence internationale pour Fei Shu et Ding Chuan.

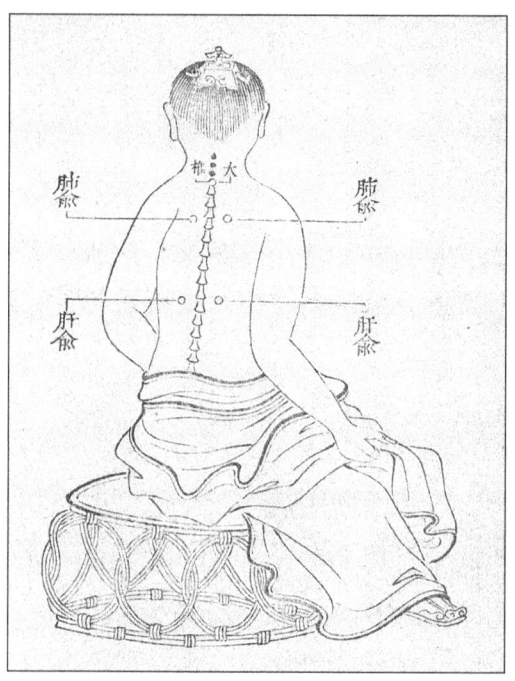

Image d'un ancien traité de médecine de 1680 (dynastie Qing) montrant les points Da Zhui, Fei Shu et Gan Shu (pour le foie).
Source : Wellcome Images / Wikimedia Commons

3) Ding Chuan (定喘), EX-B1

定喘 signifie « stopper le blocage respiratoire ». Ce sont deux points spécifiques qui ne se situent pas dans les douze méridiens principaux.

Localisation : ils sont situés dans le dos. À partir de la première vertèbre du dos (la plus grosse), descendre jusqu'au bas du creux de la septième puis s'écarter de 0,5 cun à gauche et à droite de la colonne.

Indications : asthme, toux, rigidité du cou, douleur à l'épaule et au dos...

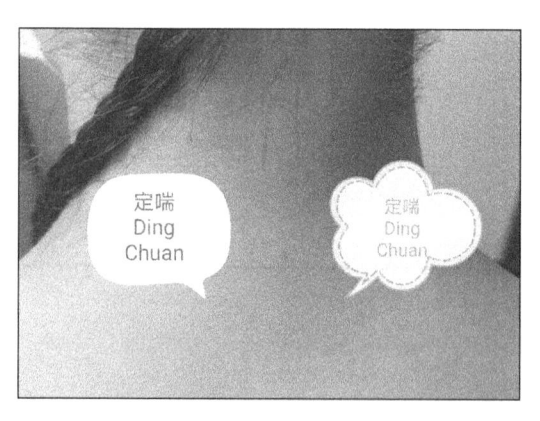

# Une mesure personnelle : le cun (寸)

En médecine traditionnelle chinoise est souvent utilisé le « cun », une unité de mesure pour localiser les points d'acupuncture. Elle part du principe de la division du corps en segments égaux, dont le nombre est identique quelle que soit la taille de la personne. Ainsi, un bébé et un adulte auront exactement le même nombre de cuns sur toutes leurs parties du corps : ils auront, par exemple, le même nombre de cuns sur la jambe.

En conséquence, le cun n'est pas une valeur fixe universelle, comme peut l'être le mètre : chaque personne a son propre cun, qui dépend de la largeur de son pouce et de ses doigts, les véritables déterminants du cun de chacun.

Ainsi, nous pouvons approximativement localiser la zone où se situent nos points d'acupuncture, la position exacte se ressentant au toucher.

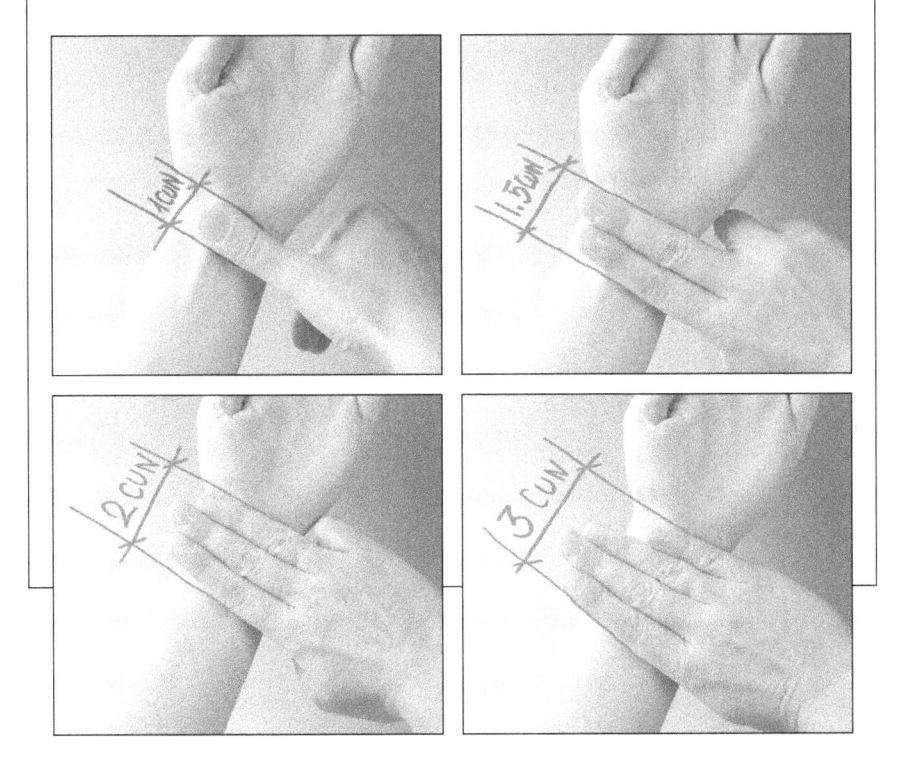

**Mode d'emploi**

Je conseille souvent de bien « moxibustionner » sur les points Da Zhui puis Fei Shu, sauf en cas de difficulté à respirer, où il est plus efficace d'utiliser la combinaison Da Zhui puis Ding Chuan – bien respecter l'ordre recommandé par la médecine traditionnelle chinoise, comme expliqué ci-dessus. Pour rappel, il faut donc débuter par Da Zhui, puis Fei Shu à gauche, suivi de Fei Shu à droite, et pas l'inverse.

La pratique de la moxibustion ne présente pas de danger ou d'effet secondaire – il peut toutefois y avoir une forme d'appréhension, au moins la première fois, en craignant de se brûler ; certes, mais, en plus de deux décennies de pratique, aucun de mes patients ne s'est jamais brûlé ou m'a sollicitée pour soulager une brûlure due à la moxibustion.

Je recommande les séances de moxibustion de préférence le matin pour les points situés en haut du buste, donc qui relèvent de l'énergie Yang ; sinon, dans la soirée le risque est de la dynamiser, donc de générer des insomnies.

Toutefois, notamment dans la plupart des cas de Covid-19, les symptômes de toux (violente) et de difficulté à respirer nuisent aussi au sommeil, tout en épuisant le corps et en affaiblissant le système immunitaire. Il ne faut donc pas hésiter à pratiquer le soir et même la nuit si nécessaire, d'autant plus que la médecine traditionnelle chinoise connaît la parade depuis longtemps : il suffit d'ajouter un point de moxibustion, qui se situe en bas du pied et se nomme Yong Quan (涌泉), ce qui signifie « pour ramener l'énergie Yang vers le bas du corps ». Il permet de se détendre et d'assurer un bon sommeil – ce point se situant en bas du corps, il doit terminer la séance, selon l'ordre préconisé par la MTC. Comme souvent, un point peut suffire, donc commencer par le pied gauche au cas où il faudrait faire l'autre pied ensuite.

Cela fonctionne aussi lorsque l'on n'est pas malade, donc avis aux insomniaques...

**Résultats**
Sur la centaine de personnes qui m'ont sollicitée, j'ai recommandé la moxibustion à quasiment toutes. Cependant, faute de pouvoir se procurer du moxa en période de confinement, environ 40 % seulement ont pu appliquer le conseil. D'après leurs retours d'information, les résultats sont satisfaisants et il n'y a pas eu de rechute. J'ai d'ailleurs préconisé de poursuivre la moxibustion après la guérison, afin de continuer à renforcer l'énergie intérieure et réparer les organes atteints par le Covid-19, en utilisant en priorité Da Zhui puis Fei Shu.

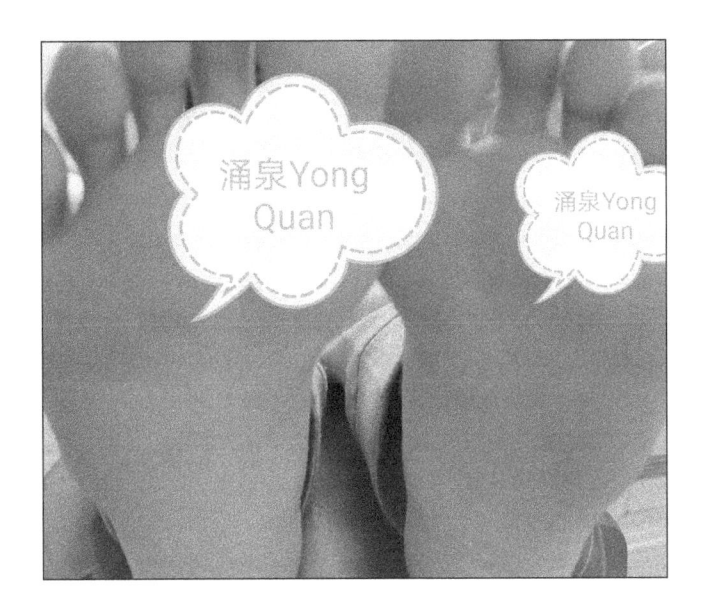

## 2. Les ventouses

**Des millénaires, mais toujours modernes**
C'est une technique très ancienne, connue également en Europe depuis longtemps, car Hippocrate s'en servait déjà quatre cents ans avant J.-C. Elle s'avère très efficace pour traiter les douleurs musculaires, articulaires et rhumatismales, et de nombreuses pathologies pulmonaires, dont le Covid-19, la grippe… C'est d'ailleurs le premier soin que j'ai pratiqué pour le couple de Wuhan venu me consulter.

Le principe réside dans l'amélioration de la circulation sanguine, qui a pour effet d'enlever les blocages, donc de soulager et de traiter.

Si vous êtes équipé d'un appareil à ventouses, pratiquez sur les points Da Zhui et Fei Shu, exactement comme avec la moxibustion. Cette technique étant conçue pour nous « décharger », dans le but de nous aider à nous débarrasser des négativités du corps, elle risque aussi de nous affaiblir. C'est pourquoi la moxibustion est conseillée en fin de séance, afin de favoriser non seulement la circulation sanguine, mais aussi récupérer de l'énergie.

À la différence des autres techniques présentées dans ce chapitre, il est préférable de ne pas la pratiquer seul, car il est difficile de se poser des ventouses sur le dos en étant allongé sur le ventre. Vous pouvez aussi pratiquer en position assise ou couchée sur le côté. Choisissez celle qui vous est la plus confortable.

**Quelle matière ?**
Il existe des ventouses en verre, en bambou et en plastique. Pour un usage personnel, non professionnel, la version en plastique est d'un emploi plus adapté, car celles en verre ou en bambou nécessitent d'abord d'être chauffées, afin de vider l'air, et un petit geste maladroit peut causer brûlures et blessures.

Les ventouses en plastique à pompe permettent une utilisation pratique et rapide (cf. photo). Elles peuvent être fixes ou utilisées comme outils de massage à l'aide d'une huile essentielle.

De plus, grâce au pistolet à pompe et au tuyau, ce modèle facilite la pose dans le dos pour les points difficiles d'accès lorsque l'on est seul, comme Da Zhui, Fei Shu, Ding Chuan... c'est-à-dire les points contre le Covid-19, la grippe, le rhume...

**Mode d'emploi**

Placez la ventouse sur le point visé, soulevez le piston supérieur du réservoir sélectionné pour assurer la ventilation, puis tirez avec le pistolet à pompe (environ dix fois), jusqu'à ce que la peau gonfle, et laissez environ dix minutes (il suffit de soulever le piston à la fin du traitement). Celles et ceux souffrant de blocages aux voies respiratoires constateront que la couleur de la peau dans les ventouses devient souvent rouge, violette ou noire. De façon synthétique, plus la couleur est sombre (violette ou noire), plus la maladie est grave.

Ces traces disparaissent en général rapidement, mais il peut arriver qu'elles restent jusqu'à quelques jours, en fonction de la personne et de son état de circulation de l'énergie.

Il apparaît parfois de la vapeur d'eau sur les parois des ventouses, ce qui signifie qu'il y a un excès d'humidité dans le corps.

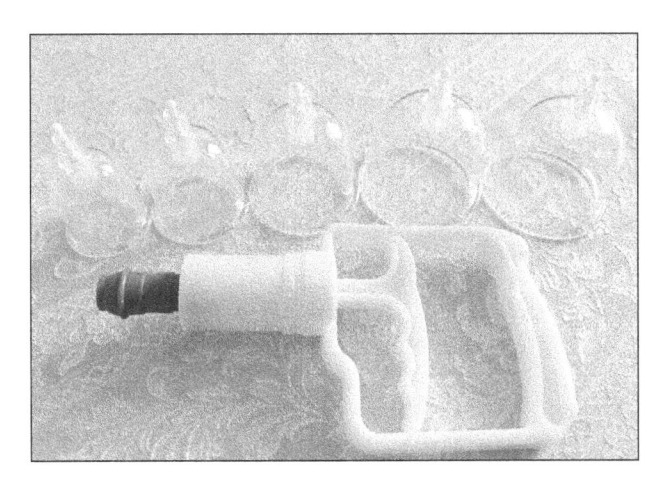

**Recommandations**

En situation normale, c'est-à-dire hors épidémie de type Covid-19 ou de grippe, il est recommandé d'utiliser les ventouses de préférence au printemps et en été, mais pas en automne ni en hiver, car c'est la période de stockage de l'énergie et elles ont pour effet de la décharger.

Sur le plan de l'hygiène, il est indispensable d'employer ses propres ventouses, et de bien les laver puis les désinfecter avec de l'alcool après chaque utilisation.

**Résultats**

Particulièrement en cette période de confinement où les magasins étaient fermés, peu parmi les personnes qui m'ont sollicitée disposaient du matériel adéquat. Je n'ai donc préconisé cette solution qu'à quelques reprises. Voici l'exemple de Mme Z., âgée de cinquante-cinq ans. Elle me contacte le 11 avril avec les symptômes habituels du Covid-19 : toux grasse, difficulté à respirer, insomnie, fièvre, perte de l'odorat et du goût... Elle suit la prescription de son médecin traitant depuis deux semaines, sans amélioration, ce qui l'inquiète de plus en plus.

Sa langue est blanche et épaisse, avec une couche jaune. Compte tenu des autres symptômes, mes préconisations sont similaires à plusieurs cas présentés dans les pages précédentes : la recette de ma grand-mère pour enlever la fièvre (ail + gingembre + ciboulette), bains de pied avec une dizaine de tranches de gingembre + 50 g de feuilles de mûrier pour l'insomnie, infusion matin et soir pendant sept jours de 50 g de Chenpi + 20 g de réglisse + Yu Ping Feng San + 50 g d'*Artemisia*... Et comme elle est équipée de ventouses, je lui recommande de pratiquer deux fois par semaine sur les points bien connus désormais de Dazhui, Feishu et Ding Chuan, à compléter ensuite par une séance de moxibustion.

Une semaine plus tard, elle respire de nouveau normalement, la toux a quasiment disparu, elle a retrouvé le goût et l'odorat... Elle est complètement guérie dix jours après mes préconisations, c'est-à-dire en trois séances de ventouses. Certes, il est impossible d'attribuer ce succès aux seules ventouses, puisqu'elle a suivi l'ensemble du programme, mais elle a conseillé ce système à son entourage en France et en Chine. Elle m'a dit que plusieurs de ses amis en ont constaté l'efficacité pour calmer la toux et revenir à une respiration fluide.

Ajoutons deux exemples pour montrer l'utilisation des ventouses avec d'autres problématiques de santé :

1) Les parents de M. L. toussent depuis un mois sans solution. Je lui suggère qu'ils utilisent des ventouses, information qu'il transmet à ses parents en Chine. Par la suite, il me confirme que deux séances avaient suffi pour les guérir.

2) Monsieur Y. habite dans le Val-de-Marne. Allergique au pollen, il n'arrive pas à bien respirer. Il retrouve sa respiration après quatre séances de ventouses, accompagnées à chaque fois de moxibustion. En effet, comme indiqué ci-dessus, même si le printemps et l'été sont les bonnes saisons d'utilisation des ventouses pour nous débarrasser de blocages, terminer par la moxibustion reste indispensable, dans le but de remonter notre énergie.

## 3. Les aiguilles

En cas de maux de gorge, de toux, de nervosité... nous pouvons utiliser une veille méthode traditionnelle chinoise, avec une épingle ou une aiguille. Elle est d'autant plus efficace qu'elle est utilisée tôt, dès l'arrivée des symptômes.

Commencez par brûler la pointe avec un briquet ou une allumette pour la désinfecter. Ensuite, il est important de bien frotter la zone avant de piquer pour assurer une meilleure évacuation du blocage. Cela diminue aussi la sensation de piqûre.

Ensuite, faites légèrement saigner le ou les points indiqués jusqu'à ce que la couleur du sang change de foncée à normale, c'est-à-dire rouge vif. En effet, un mal à la gorge signifie l'inflammation d'une partie des poumons. Automatiquement, la couleur sanguine devient plus foncée, particulièrement en ces points.

Après le saignement, désinfectez la peau avec un peu d'alcool, puis appliquez du coton quelques secondes.

Normalement, les symptômes disparaissent en une seule séance. Si ce n'est pas suffisant, attendez au moins le surlendemain pour recommencer.

Dans le cas du Covid-19, deux points peuvent s'avérer particulièrement efficaces. Ce sont d'ailleurs ceux que j'ai recommandés aux personnes qui m'ont sollicitée.

1) Shào Shāng (少商), LU11
Il est logique qu'il ait un impact sur les maladies pulmonaires, car il est le onzième point du méridien du poumon.
Il se situe à 0,1 cun à l'extérieur du bas de l'ongle du pouce gauche ou droit.
Ses propriétés : calme la toux, enlève les douleurs de la gorge, diminue la fièvre, est efficace en cas de rhume, d'angine ou de pneumonie, utilisé pour les troubles mentaux...

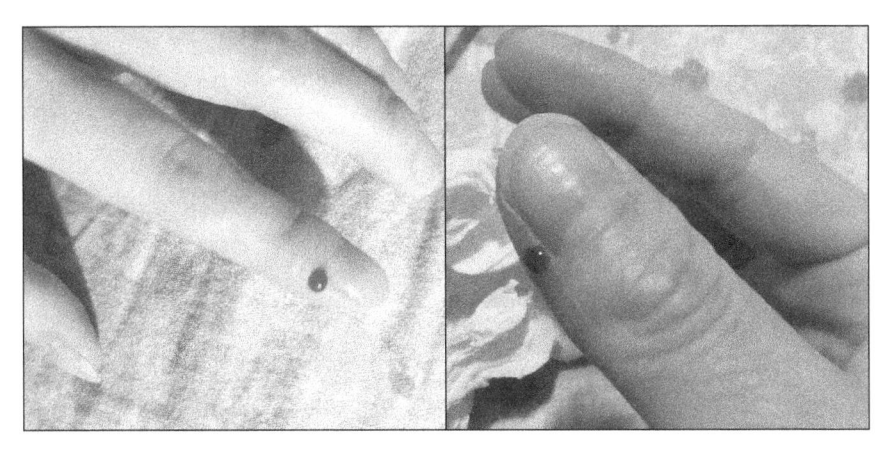

Shào Shāng (少商), LU11    Shāng Yáng (商阳), LI1

## 2) Shāng Yáng (商阳), LI1

Il est le premier point du méridien du gros intestin, qui est le « partenaire » Yang des poumons Yin. Il peut sembler étonnant d'avoir à agir sur le méridien de l'intestin dans le cas du Covid-19. En fait, la MTC explique que l'une des fonctions des poumons est de faire descendre de l'énergie Qi pour que, entre autres, le gros intestin puisse travailler correctement, c'est-à-dire que sa motilité[18] et la digestion soient à l'optimum. S'ils sont bloqués, le méridien de l'intestin ne fonctionnera pas correctement, ce qui provoquera des symptômes comme la diarrhée ou la constipation. Réciproquement, si le méridien intestinal n'est pas au mieux, alors celui des poumons non plus, ce qui entraînera des maux de gorge, de la toux...

Ce point se situe à 0,1 cun à l'extérieur du bas de l'ongle de l'index gauche ou droit.

Ses propriétés : il enlève la nervosité, aide à réguler la digestion, soulage les douleurs de la gorge ou dentaires, réduit les gonflements du ventre...

---

18. « La **motilité** est un terme de la biologie qui réfère à la capacité de se déplacer spontanément ou par réaction à des stimuli et activement, en consommant de l'énergie lors du processus. » Source : Wikipedia.

Shào Shāng (少商) et Shāng Yáng (商阳) sont deux des points « Jing » (井) ou « puits ». Ils sont souvent utilisés en cas de perte de connaissance et d'évanouissement, par exemple à la suite d'un AVC. Dans ce cas, il faut intervenir le plus rapidement possible. À défaut de disposer d'aiguilles désinfectées, appuyez fort avec les ongles en maintenant au minimum pendant deux minutes sur chaque point, en commençant par Shāng Yáng (商阳), puis Shào Shāng (少商).

C'est une technique que j'ai utilisée à de nombreuses reprises, y compris deux fois en avion, lorsque le personnel de bord sollicita l'intervention d'urgence d'un médecin, après une crise de type hypoglycémique d'une passagère qui avait perdu connaissance et un cas où une violente crise d'asthme risquait de faire s'étouffer une jeune femme.

**Résultats**

Sur la centaine de personnes pour lesquels je fus consultée, seulement une dizaine d'entre elles optèrent pour cette méthode, d'après les retours que je reçus – il faut sans doute du courage pour se piquer et saigner, mais, quelques fois dans la vie, les malheurs s'en vont par la douleur. Donc pour ces dix personnes, les résultats furent spectaculaires, avec un soulagement quasi immédiat et des symptômes envolés dès le lendemain.

Voici deux cas :

1) Une personne en Italie, cousine d'un ami français ouverte à la médecine traditionnelle chinoise. Vers la fin mars, elle a été testée positive, avec des symptômes assez importants, comme de la fièvre jusqu'à 38,5°, de violentes toux, la perte d'appétit, du goût et de l'odorat, des troubles digestifs, des diarrhées, une respiration parfois difficile...

La couleur de sa langue est d'un blanc épais, ce qui traduit un état de santé préoccupant – je peux à peine comprendre ce qu'elle m'explique, car ses propos sont constamment entrecoupés de quintes de toux. En conséquence, je lui recommande d'utiliser immédiatement les aiguilles, afin de calmer cette toux horrible, puis d'essayer les recettes suivantes :

- la recette de ma grand-mère pour enlever la fièvre (ail + gingembre + ciboulette) ;
- une infusion d'absinthe chinoise (50 g) + Yu Ping Feng San + 50 g de Chenpi + 10 g de réglisse, pendant une semaine matin et soir ;
- de la moxibustion sur les trois points Da Zhui, Fei Shu et Ding Chuan au minimum une fois par jour ;
- des bains de pied avec le gingembre et les feuilles de mûrier.

Son état de santé s'améliore nettement à la fin de la première semaine, et je recommande de le renforcer avec Yu Ping Feng San pendant sept jours, en continuant les bains de pied.

Elle m'annonce sa guérison complète deux semaines après notre premier contact.

2) Une famille franco-chinoise m'appelle à l'aide au début du confinement, car le mari commence à présenter les symptômes du Covid-19 : perte d'appétit, maux de gorge, de la fièvre jusqu'à 38,5°... Ils s'inquiètent, car le collègue avec lequel il partage le bureau vient d'être diagnostiqué positif. L'épouse a appelé le Samu et son médecin traitant, qui lui conseillent de rester à la maison et de prendre du Doliprane. Trois jours plus tard, la situation ne s'est pas améliorée : la fièvre part et revient, mais les maux de gorge se sont intensifiés. De plus en plus inquiets, ils effectuent diverses recherches pour trouver une solution, et me contactent par WeChat.

Pour diminuer la fièvre, je conseille de boire la désormais fameuse recette de ma grand-mère. Pour les maux de gorge, je recommande la technique des aiguilles, à pratiquer une fois tous les deux jours (pas plus de sept fois sur deux semaines), jusqu'à ce que la couleur du sang redevienne 100 % rouge vif en début de saignement.

Cette famille se trouve confrontée à une situation qui s'est reproduite à plusieurs reprises pendant le confinement, à savoir l'indisponibilité des plantes et des ingrédients préconisés. Je leur demande alors de dresser la liste de ce qu'ils peuvent se procurer. En conséquence, je leur recommande une infusion de menthe et de miel pour libérer les voies respiratoires, et aussi de prendre le soleil faute de moxibustion, idéalement en fin de matinée (sauf l'été, où il vaut mieux s'exposer plus tôt).

Une semaine plus tard, l'épouse me confirme que la fièvre est partie dès la première piqûre, que les maux de gorge aussi ont disparu et que son mari commence à retrouver l'appétit. Depuis, tout va bien.

Si vous n'êtes pas tenté(e) par les aiguilles, il existe d'autres possibilités, dont le Gua Sha.

## 4. Le Gua Sha (刮痧)

### « Gratter la maladie »

C'est sans doute l'une des méthodes utilisées par la médecine traditionnelle chinoise les moins (re)connues en Occident. Il s'agit pourtant d'une méthode familiale, efficace et ancienne. D'ailleurs, nous terminons ce chapitre avec l'une des techniques recommandées en premier secours par la MTC. En effet, les médicaments, y compris les plantes, peuvent présenter le risque d'effets secondaires. En conséquence, si l'on a le choix, il vaut mieux commencer par le Gua Sha et/ou les ventouses.

Le sens de l'expression d'origine signifie « gratter ». Cette méthode consiste plus spécifiquement avec un outil, un peigne en bois ou, à défaut, la main en forme de griffe de chat, à gratter ou peigner la peau ou le dos dans le sens de l'énergie afin de « faire partir la maladie ». Les effets secondaires sont relativement faibles, voire inexistants, à condition de ne pas gratter au-delà du raisonnable. Néanmoins, comme pour toute technique de la médecine traditionnelle chinoise, il est nécessaire de faire appel ou d'être traité par des professionnels de ce domaine.

Le Gua Sha est utilisé principalement pour réguler le Qi, favoriser la circulation sanguine, diminuer l'excès d'énergie Yang dans les poumons, détendre les muscles, apaiser les douleurs et détoxifier le corps en facilitant la circulation et l'évacuation de l'eau. Son usage est également répandu dans le domaine de la beauté, ainsi que pour le traitement de certaines maladies douloureuses, telles que l'arthrose, les hernies discales, etc.

Il a également été constaté que le Gua Sha facilitait la réadaptation pour les patients atteints d'hémiplégie à la suite d'un AVC.

Et l'une des raisons pour lesquelles cette technique figure dans ce chapitre est qu'elle peut donner d'excellents résultats pour le rhume, la fièvre, la toux, les difficultés respiratoires, l'asthme, etc., c'est-à-dire quelques-uns des symptômes du Covid-19.

« L'eau de l'intérieur »

Pour nous débarrasser des blocages et des maladies liés aux poumons et aux voies respiratoires, nous cherchons le méridien des poumons à gauche, sur lequel il existe un point d'acupuncture très important appelé Chi Ze (尺泽), qui signifie « l'eau de l'intérieur ».

Localisation : en position assise, lorsque la paume est tournée vers le haut et le coude légèrement plié, ce point d'acupuncture se situe sur la surface cubitale du pli, à l'extérieur du tendon.

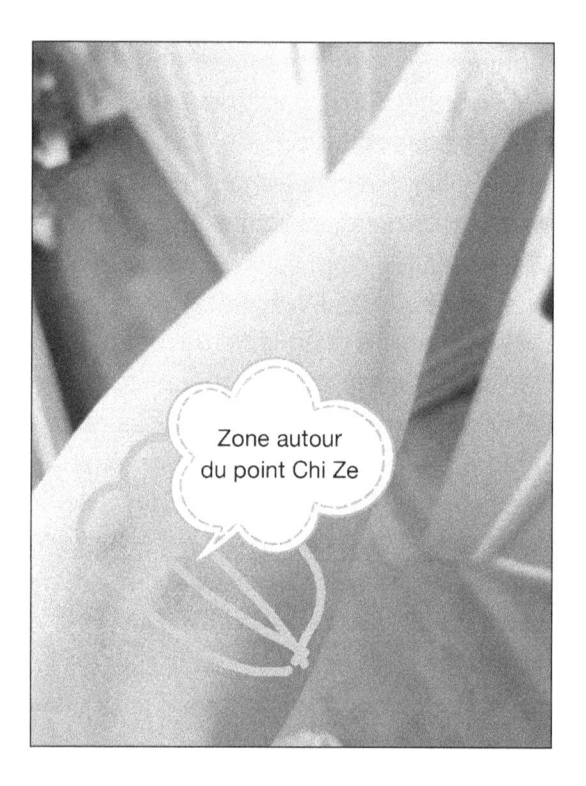

Zone autour du point Chi Ze

L'efficacité de Chi Ze est due au fait que c'est l'endroit où le Qi du méridien s'accumule et pénètre profondément dans le corps. Ce point est connu pour fortifier l'énergie du Qi en agissant sur l'eau dans le corps.

Nous allons donc utiliser un peigne en bois, du côté du manche, afin de détoxifier et de débarrasser les glaires. Tout d'abord, nous commençons par tapoter sur le point Chi Ze, sans nous soucier de la précision, car c'est toute la zone autour qui est importante

Lorsqu'elle devient légèrement rouge, nous prenons le peigne pour gratter du haut vers le bas (c'est le sens du « nettoyage », pour enlever, vider…), jusqu'à l'arrivée de taches rouges, violettes, parfois même noires.

Si vous vous sentez soulagé, vous arrêtez, puis buvez un verre d'eau tiède, afin de renforcer l'évacuation et la détoxification. Sinon, vous pouvez pratiquez sur l'autre bras, de la même façon. En effet, il n'est pas nécessaire de gratter sur les deux points si le problème se résout au premier essai.

Recommencez une fois tous les deux jours si le problème revient, pendant une semaine.

Avant de frotter, appliquez une fine couche d'huile de coco ou d'olive, qui sont plus naturelles que les huiles dites « de massage », car on ne connaît pas toujours leur composition, alors que certains ingrédients peuvent générer des effets secondaires.

**Attention** : les personnes qui souffrent de problèmes sanguins, de diabète… ne doivent pas essayer le Gua Sha, en tout cas pas sans demander l'avis d'un médecin.

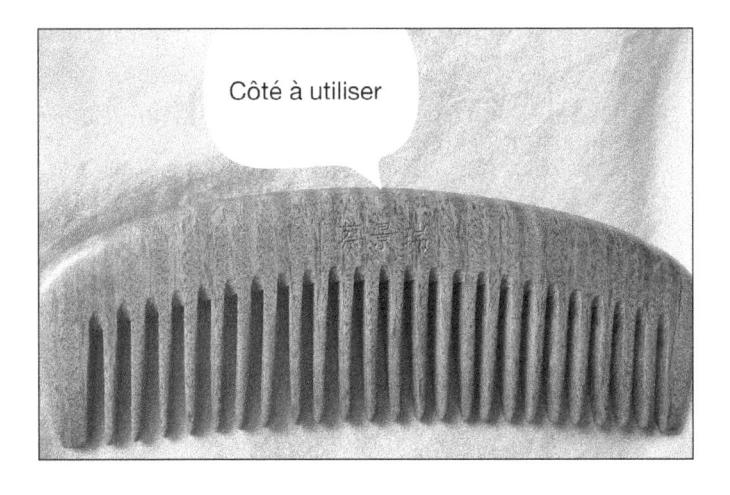

Côté à utiliser

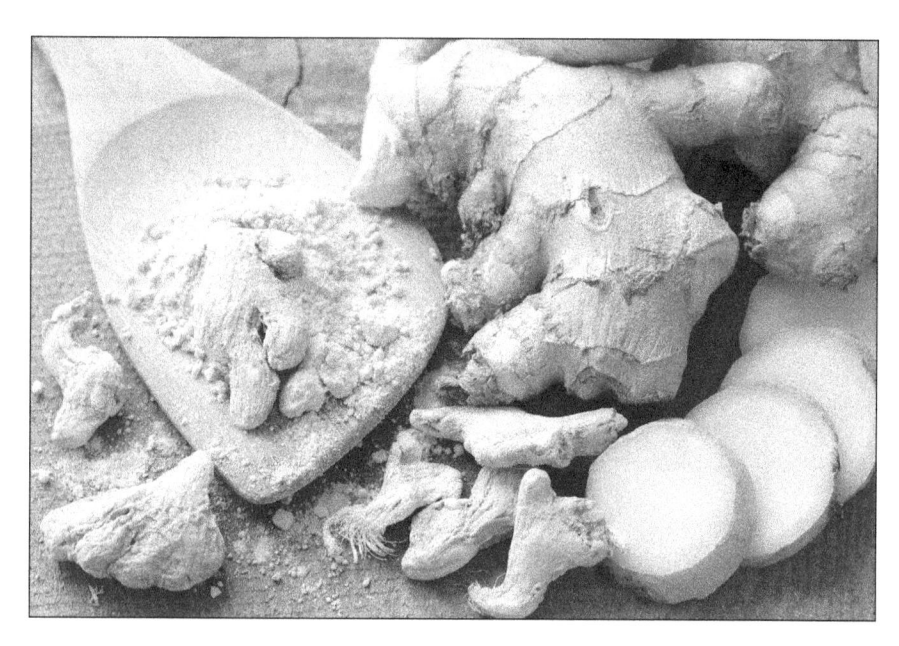

Gingembre

*Chapitre V*

## Nutrition, recettes et techniques contre le Covid-19 et autres virus

La nutrition est un élément clé de la médecine traditionnelle chinoise, selon le principe bien connu en Occident : « Que ton aliment soit ton médicament. »

Tous les produits cités dans les recettes ci-dessous peuvent être achetés dans les supermarchés asiatiques et spécialisés, et de plus en plus dans d'autres commerces.

Quelques-unes de ces recettes n'ont pas d'effet direct sur les symptômes du Covid-19, mais elles contribuent à renforcer le système immunitaire, donc s'avèrent indispensables pour augmenter les défenses naturelles et la prévention.

### 1. Une soupe de ma grand-mère

Selon la médecine traditionnelle chinoise, si la température du corps est inférieure à 37°, cela traduit un manque d'énergie. Or, il est observé depuis quelques années, du fait que le mode de vie urbain nous éloigne de la nature et de son énergie Yang, et par manque d'exercice, que nous n'arrivons plus toujours à maintenir le corps à cette température, ce qui provoque une carence en énergie Yang.

En revanche, si la température monte, la fièvre est le signe que le système immunitaire lutte contre les germes. À partir de 39°, il est trop affaibli et il faut alors utiliser d'autres solutions que celles présentées dans ce livre.

Il se trouve que les nombreux cas (de symptômes) de Covid-19 auxquels j'ai été confronté présentaient quasiment tous de la fièvre, mais rarement au-dessus de 38°, voire 38,5° maximum. C'est la limite à laquelle cette recette est efficace.

La voici : dans une casserole, faites bouillir l'équivalent d'un grand bol d'eau, avec trois têtes d'ail râpées, cinq tranches de gingembre et trois branches de ciboulette thaïlandaise coupées, en ne sélectionnant que les parties blanches.

Tant que la température du breuvage ne permet pas de le boire, approchez votre visage pour profiter de la vapeur qui se dégage afin de libérer vos voies respiratoires.

Il y a meilleur comme goût, mais il faut boire entièrement le bol, chaud et sans ajout d'autres ingrédients, comme du sucre ou même du miel. Normalement, vous devez transpirer, puis voir la fièvre disparaître progressivement, grâce à la transpiration. En général, il suffit d'une seule fois pour s'en débarrasser. Si toutefois elle persiste ou revient, vous pouvez poursuivre trois fois, mais avec une seule prise par jour.

Pendant cette période de Covid-19, j'ai conseillé cette recette à une quarantaine de personnes ayant de la fièvre, dont celles citées en début de livre. Dans la majorité des cas, la fièvre est partie en une seule fois, au maximum en trois fois dans le cas d'une personne souffrant de fièvre persistante avec une température élevée.

## 2. Deux recettes de bains de pied

C'est une pratique méconnue en Occident, pourtant elle est simple et efficace, sans danger ni effet secondaire (sauf un excès de tension, comme signalé précédemment). Voici deux recettes particulièrement indiquées dans les cas de Covid-19, grippe, rhume... notamment pour leur action sur le sommeil :

A) Comme nous l'avons vu précédemment, j'ai recommandé à plusieurs reprises les bains de pied avec une dizaine de tranches de gingembre + 50 g de feuilles de mûrier. Cette composition est à privilégier pour se détendre avant d'aller dormir.

B) Cette recette est utilisée pour enlever la fièvre et, en même temps, se détendre (un peu moins qu'avec la formule A) : dans trois litres d'eau, faites bouillir 100 g de feuilles de moxa séchées + 100 g de fleurs de carthame séchées. Versez dans un récipient, en ajoutant de l'eau froide ou tiède pour baisser à 50° environ la température de l'eau. Plongez les pieds, l'eau doit couvrir les chevilles. Maintenez la température pendant vingt à trente minutes en ajoutant de l'eau chaude de temps en temps, jusqu'à ce que vous commenciez à transpirer légèrement. À pratiquer le soir avant de dormir.

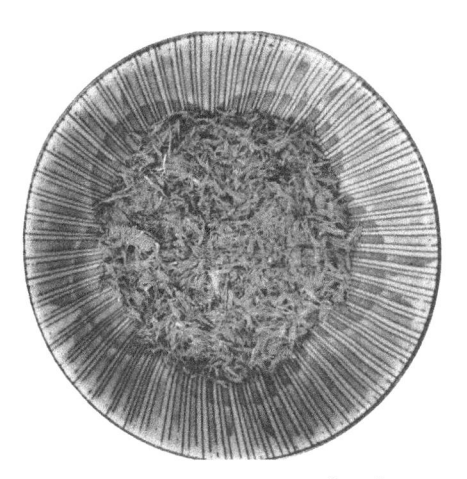

Fleurs de carthame séchées

Depuis le temps que je recommande cette composition, ce sont des centaines de personnes qui l'ont adoptée avec succès, y compris dans des cas de symptômes du Covid-19.

## 3. L'*Houttuynia cordata* (鱼腥草)

Dans la pharmacopée chinoise, il existe une plante très efficace pour lutter contre les infections des voies pulmonaires, urinaires, et, en général, toutes les infections liées à l'humidité. Son nom latin est *Houttuynia cordata* (鱼腥草).

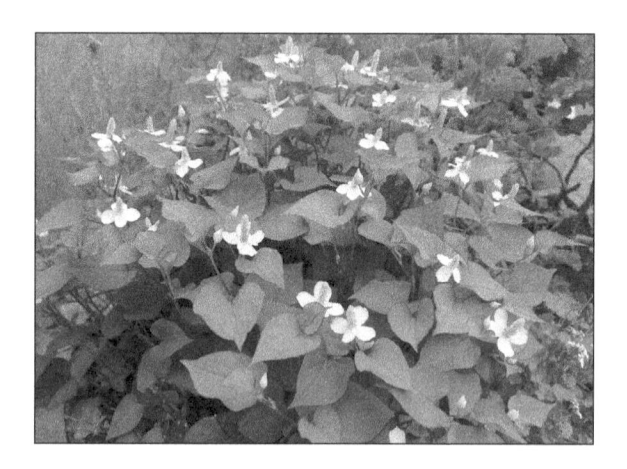

Parmi ses nombreuses propriétés, les plus importantes en période de Covid-19 et de grippe : améliore les inflammations pulmonaires ; débloque et purifie les voies respiratoires. Comme il s'agit d'une plante Yin, sa consommation doit être modérée, sinon elle générera une carence en Yang à la longue.

Vous pouvez la préparer en salade :
  - lavez et coupez 150 g de branches et de feuilles, mélangez avec une tête d'ail râpée (de nature légèrement tiède), ce qui permet d'obtenir l'équilibre entre les énergies Yin et Yang ;
  - ajoutez une cuillère à soupe d'huile de sésame, une cuillère à soupe de sauce de soja, un peu de jus de citron ou de sauce au piment.

Un conseil pour les amoureux : le goût étant fort, il est préférable de consommer ensemble ce plat, afin de sentir la même odeur d'ail !

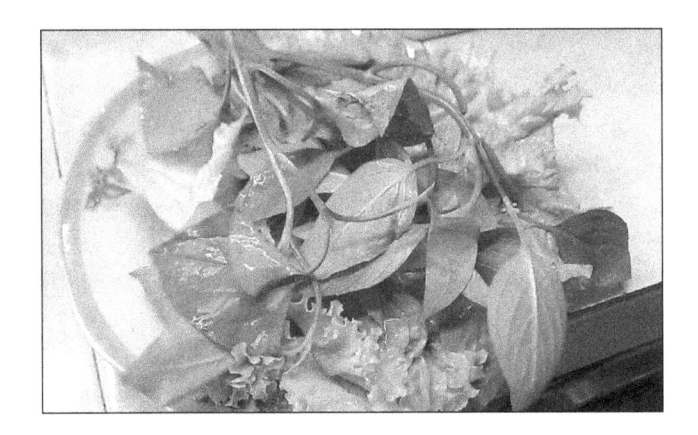

Une vingtaine de personnes suivirent mes recommandations et testèrent cette salade pour leurs maux de gorge : dans la plupart des cas, il leur suffit de l'inscrire au déjeuner pendant trois jours pour obtenir les résultats escomptés. Il vaut mieux éviter de la consommer le soir, car étant de nature Yin, elle peut affaiblir l'estomac et générer du reflux gastrique, qui perturbera le sommeil.

Elle peut aussi être utilisée en infusion : 10 à 20 g de feuilles séchées dans une tasse suffisent. C'est une infusion à éviter le soir avant d'aller dormir.

## 4. La citronnelle

C'est une plante miraculeuse, connue surtout en Europe pour ses propriétés anti-moustiques, sous forme de bougie, d'encens ou d'huile essentielle. Très présente dans la cuisine thaïlandaise, elle est également une véritable plante médicinale, à utiliser en décoction et en infusion pour un usage interne, ou en huile essentielle à appliquer sur la peau.

Comme elle est en lien avec les méridiens du poumon, de l'estomac et de la vessie, ses propriétés sont nombreuses : vertus digestives et calmantes, anti-inflammatoires, antispasmodiques, antibactériennes, anti-cellulite...

Elle est également reconnue utile :

- contre le diabète, en faisant baisser le taux de sucre dans le sang ;
- pour le traitement des troubles digestifs, intestinaux, la diminution des flatulences et des crampes stomacales (avec une tasse après le repas) ;
- en cas de douleurs articulaires ou musculaires, dont l'arthrite, les rhumatismes, les entorses, les tendinites...
- contre le stress, l'anxiété, et en cas de troubles du sommeil, grâce à son action sédative sur le système nerveux. Une tasse après le repas est souvent suffisante pour faire de beaux rêves ;
- contre la fièvre, les refroidissements, la toux, les états grippaux... et, bien sûr, le Covid-19 (elle a, par exemple, été recommandée en infusion à Mme A.). Trois tisanes quotidiennes peuvent alors nous aider à passer ces périodes délicates.

La manière dont nous utilisons la citronnelle dépend des bienfaits recherchés, et elle n'a certainement pas fini de nous étonner !

## Recette à base de citronnelle

En cas de rhume, de toux, de douleurs thoraciques et abdominales : prenez 15 à 30 g de feuilles de citronnelle, faites bouillir trois bols d'eau, puis laissez réduire à feu doux jusqu'à un seul bol. À prendre deux fois par jour, matin et soir après les repas.

Je conseille rarement de la poudre de citronnelle, parce qu'elle perd une partie de ses propriétés. Il vaut mieux choisir les feuilles.

**Remarques**
- Pour préparer une infusion, laissez infuser 15 g de feuilles fraîches de citronnelle dans 1,5 l d'eau. Comme elles possèdent des filaments pouvant causer des lésions dans les voies digestives, il est indispensable de filtrer les infusions et les décoctions, sinon elles seront difficiles à digérer.
- Contre-indication de la citronnelle : ne pas donner aux enfants de moins de dix ans, car ils sont souvent en sur-énergie Yang, ni aux personnes carencées en Yin, car sa nature est tiède (= légèrement Yang), ce qui risque de diminuer encore leur énergie Yin.

**Résultats**
Comme cette infusion est tiède, je l'ai conseillée surtout dans les cas présentant des symptômes de toux, des problèmes de respiration, de digestion... soit environ quatre-vingts personnes, avec des retours positifs.
En plus de Mme A., voici trois rencontres intéressantes à des titres divers :
*Cas 1* : une dame de soixante-cinq ans avec des douleurs articulaires de moins en moins supportables, de jour comme de nuit, ce qui l'empêche de dormir. Elle n'a pas réussi à guérir avec les traitements habituels, et le déclenchement de la pandémie ajoute de l'angoisse et de la peur à sa situation.

Je lui préconise de faire infuser 500 g de feuilles de citronnelle, puis de les verser dans une baignoire pour prendre un bain. Aussi étonnant que cela puisse paraître, la douleur est partie après deux jours de ce « traitement » et elle a « dormi comme un bébé », selon ses propos. Elle a même constaté l'amélioration de son problème de diabète. Elle trouve ce résultat tellement miraculeux qu'elle me dit le conseiller à toutes les personnes qu'elle connaît.

*Cas 2* : Monsieur Z., cinquante-et-un ans, est diagnostiqué Covid-19. Il souhaite être hospitalisé, mais il n'est pas accepté. Comme je constate que son état empire, j'interviens personnellement auprès de l'hôpital, qui envoie une ambulance en urgence. Je ferai ce type d'intervention au moins pour une dizaine de personnes, parce qu'elles se sentent rassurées d'être prises en charge dans un établissement de santé ou que le confinement ne me permet pas d'intervenir directement auprès d'elles alors que leur état le nécessite. De toute façon, j'ai déjà indiqué que les médecines occidentale et traditionnelle chinoise sont complémentaires.
À son retour chez lui, il n'arrive plus à digérer, son ventre est gonflé, il a perdu l'appétit et a toujours des glaires dans la gorge. Je constate que sa langue est encore de couleur blanche et épaisse. Je lui conseille donc, dans un premier temps, de l'infusion de citronnelle, en proportion d'environ 50 g dans 200 cl d'eau, à prendre trois fois par jour après les repas. Il m'appelle trois jours plus tard : il n'a plus de gonflement du ventre, il a retrouvé l'appétit, et les glaires ont beaucoup diminué... Pour améliorer son état, je lui conseille d'autres recettes de ce livre, y compris la moxibustion.

*Cas 3* : En pleine pandémie, une amie française travaillant bénévolement à la fabrication de masques en tissu m'appelle pour des douleurs aux orteils et des pieds gonflés, à cause de la surcharge de travail sur sa machine à coudre, qui l'empêchent de continuer.

Je lui conseille des bains de pied avec 200 g de citronnelle et 100 g de gingembre. Elle me remercie chaleureusement par la suite, après avoir évalué la diminution de la douleur à 70 % dès le premier bain de pied. Elle renouvelle la pratique trois fois par jour pendant deux jours, et les douleurs et les gonflements disparaissent. Par suite, elle peut reprendre la confection des masques. Peut-être que ces masques supplémentaires, à un moment où il n'y en avait pas assez pour tout le monde, et donc la citronnelle, sauvèrent des personnes du Covid-19 ?

## 5. La figue

En MTC, ce fruit délicieux est considéré comme ayant des effets sur les méridiens liés aux poumons, à l'estomac et aux intestins. Voici ses principales propriétés : favorise l'énergie des poumons ; régularise le Qi ; calme la toux et diminue les expectorations ; élimine la nervosité ; tonifie l'énergie de la rate ; supprime les diarrhées ; aide à la circulation de l'énergie intestinale ; facilite la digestion ; et l'allaitement.

Il a aussi été constaté que les figues peuvent réduire les dépôts de graisse dans les vaisseaux sanguins, ce qui peut abaisser la tension artérielle et prévenir les maladies coronariennes.

Voici une recette de soupe ou d'infusion contre les troubles liés à la gorge (démangeaison, douleur ou inflammation), y compris la toux, l'asthme, le Covid-19, la grippe, mais aussi les diarrhées : mixez 70 g de figues fraîches ou séchées selon la saison ; versez dans un grand bol d'eau et ajoutez quelques morceaux de sucre de canne blanc (langue jaune, toux sèche) ou roux corsé (langue blanche ou couche épaisse). Faites bouillir, puis buvez en avalant les fruits, au rythme de deux fois par jour pendant cinq à sept jours, jusqu'à la disparition des symptômes.

**Résultats**

La figue est actuellement un produit hors saison, mais elle peut être consommée séchée. La majorité des personnes qui l'ont essayée dans mes groupes m'ont communiqué un retour positif. Parmi elles, huit femmes et trois hommes ont réussi à supprimer leur diarrhée après deux jours de consommation de la recette ci-dessus.

L'une d'elles m'a aussi fait part de sa surprise de constater que sa tension était redevenue normale après trois jours d'infusion, trois fois par jour. De même, Madame Y., soixante-quinze ans, souffrait de maux de gorge depuis plusieurs jours, sans succès avec les traitements habituels. Après trois jours d'infusion de figues séchées, elle était guérie.

## 6. Le pissenlit

Avez-vous observé que les gazons sont illuminés par des centaines de petits soleils jaunes ? Ce sont des pissenlits ou dent-de-lion (蒲公英) en train de fleurir ! Le meilleur moment pour les cueillir se situe surtout entre avril et mai, avant la floraison et en prenant le soin de respecter l'environnement et la nature.

Les vertus médicinales de cette plante sont connues depuis longtemps, et pas seulement en Asie. Voici les principales, classées par organe :

- poumons : enlève les douleurs de la gorge, la nervosité et compense les carences en Yin ;
- foie : le purifie et le dégraisse, élimine ses blocages, dont certaines conséquences sont les yeux rouges ou gonflés, qui coulent...
- vessie : effet diurétique et facilite l'évacuation urinaire ;
- rate : diminue la rétention d'eau, les œdèmes...

Dans l'ensemble : diminue le diabète, la tension, le cholestérol...

**Contre-indication**

Le pissenlit est une plante Yin, donc la consommation est déconseillée aux personnes en carence de Yang, faibles en énergie Yang de la rate, ayant trop d'acidité dans l'estomac... Ne pas prendre alors plus de deux repas par semaine avec des pissenlits, et les accompagner de plantes légèrement Yang, comme le basilic, la coriandre, la roquette...

## Recettes de pissenlit

**En salade**

À préparer avec des feuilles de roquette (de nature légèrement Yang et en lien avec les poumons), pour les personnes ayant tendance à être en énergie Yang faible ou en sur-énergie Yin. Respectez la proportion d'une part de pissenlit pour deux parts de roquette.
Sauce pour deux personnes :
- deux cuillères à soupe de sauce de citron ou de jus de citron frais ;
- une cuillère et demie de sauce de soja ;
- deux cuillères d'huile de sésame.
Ajoutez, si possible, une poignée de sésame noir et de sésame blanc (à faire revenir à feu doux dans une casserole). Les nombreuses propriétés du sésame sont présentées dans le chapitre suivant.

**Sautés**

Plongez les pissenlits dans une casserole d'eau bouillante avec une petite cuillère à café de sel pendant à peine une minute, afin d'enlever le goût parfois amer, puis égouttez et coupez-les en longueurs d'environ 5 centimètres. Faites chauffer deux cuillères à soupe d'huile d'olive, puis dorer une tête d'ail râpé, avant de verser les pissenlits et de les faire revenir. Ajoutez un peu de sel, le plat est prêt.

### En soupe
Dans le cas du Covid-19, la consommation de pissenlits en soupe n'est pas recommandée pour les cas avec diarrhée.

### En raviolis
C'est une façon originale de les préparer, que même les enfants adorent, en général. En voici la recette :

**Raviolis aux pissenlits**
**(recette personnelle testée à de nombreuses reprises)**

Pour préparer une cinquantaine de raviolis, achetez un ou deux paquets de feuilles de Gioza, car elles sont prêtes à l'emploi (il en faut une par ravioli). Voici les ingrédients pour la farce :
- 1 kg de viande de porc (poitrine hachée) ;
- 200 g de chou chinois blanc Bai Cai (son goût doux adoucit le goût amer du pissenlit) ;
- 400 g de feuilles de pissenlit ;
- 50 g de châtaigne d'eau (马蹄, Mătí, plante aquatique d'origine asiatique), pour ses propriétés de purification des poumons et pour atténuer le goût amer des pissenlits, grâce à sa saveur sucrée ;
- 50 g de champignons parfumés déshydratés (à faire tremper dans l'eau tiède pendant trente minutes) ;
- 10 g d'ail.

Hachez tous les ingrédients et mélangez-les bien pour réussir la farce. Ajoutez une cuillère à soupe de sel, deux cuillères à soupe de sauce d'huître, 1/4 cuillère à café de poudre de poivre du Sichuan. Pour donner un goût meilleur, ajoutez deux cuillères à soupe d'huile de sésame.

Mettez la farce dans les feuilles de ravioli, puis pliez-les en deux. Il existe un appareil appelé « moule de Gioza » pour denteler le bord, très facile à utiliser.

Cuisson : chauffez une casserole et ajoutez deux ou trois cuillères à soupe d'huile d'olive. Dès qu'apparaît de la fumée blanche, faites dorer les raviolis du côté plat et ajoutez de l'eau jusqu'à la moitié de la hauteur des raviolis. Fermez avec un couvercle jusqu'à l'absorption totale de l'eau, c'est prêt !

Servir avec un mélange de sauce de soja (1/2) et de vinaigre de riz (1/2).

**Résultats**

J'ai recommandé la consommation de pissenlits aux personnes présentant les symptômes du Covid-19, particulièrement lorsqu'elles avaient la langue jaune et souffraient de maux de gorge. Cuisinés seuls ou accompagnés de roquette ou de basilic, les résultats furent généralement satisfaisants.

Par exemple, pour les enfants de Madame L., qui toussaient, avec la gorge sèche, la situation fut réglée en une journée, après deux salades de pissenlits.

Le résultat fut le même pour ceux de Madame U., qui présentaient des symptômes similaires, mais le choix familial se porta sur la soupe, trois fois par jour pendant cinq ou six jours, en fonction de l'état des langues.

Une maman française, dont je suis régulièrement l'enfant de dix ans, lui prépara des raviolis de pissenlits, qu'il mange plus volontiers que s'ils avaient été cuisinés en salade ou en soupe, afin de purifier son foie, donc calmer sa nervosité. Elle me confirma qu'un seul repas avait changé l'ambiance de la maison, même le papa était devenu plus doux... C'est top, n'est-ce pas ?

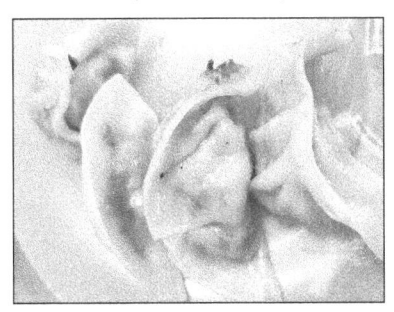

## 7. *Artemisia annua* (armoise annuelle ou absinthe chinoise – 青蒿) et *Artemisia argyi* (armoise chinoise – 艾草)

Mes grand-parents utilisaient déjà ces deux plantes, soit ensemble, soit séparément, notamment dans les cas d'infection pulmonaire. Profitant de leur expérience, je pris l'habitude de les associer aussi dans mes préconisations. Lorsque le Covid-19 arriva, c'est donc tout naturellement que je pensai qu'elles pouvaient constituer une réponse adéquate, d'autant plus qu'elles agissent en profondeur dans le corps. Je ré-étudiai alors leurs propriétés, entre autres d'après les analyses du livre *Ben Cao Gan Mu* (本草纲目), et en les comparant avec diverses plantes présentant des propriétés similaires. À partir de multiples tests, je constatai que les résultats étaient beaucoup plus rapides et efficaces, et particulièrement adaptés aux symptômes du Covid-19, tels que toux, fièvre, diarrhée, nez qui coule, difficultés respiratoires...

Au final, j'ai recommandé cette combinaison à plus de 90 % des personnes qui me sollicitèrent, notamment dans les cas critiques, en faisant alterner l'infusion de l'une et de l'autre plante, parfois en les assemblant, en fonction de l'état de santé et des symptômes.

De plus, l'absinthe chinoise (*Artemisia annua*) est Yin, tandis que l'armoise chinoise (*Artemisia argyi*) est Yang, donc le mariage des deux peut neutraliser les effets secondaires provenant de l'une ou l'autre des énergies.

En complément, j'ai conseillé la plupart du temps des bains de pied tous les soirs avec les recettes A) et B) présentées dans le 2. de ce chapitre, pour produire les effets suivants : faire baisser la fièvre, faciliter la circulation de l'énergie Yang dans les poumons, enlever la nervosité, et aider à bien dormir, car beaucoup de personnes n'arrivent plus à dormir à cause de l'angoisse et du stress, donc lorsqu'elles sont sous l'emprise du thème 恐 (Kǒng), « la peur » en médecine chinoise.

Avec le recul, l'association de ces deux plantes me paraît miraculeuse, et je continuerai les recherches, car les vertus de l'*Artemisia annua* (青蒿) et de l'*Artemisia argyi* (艾草) sont loin d'avoir été entièrement découvertes – elles pourront probablement nous permettre de traiter d'autres problèmes de santé.

**Un exemple de protocole**
Monsieur E. travaille dans un bureau de tabac, où il croise beaucoup de monde chaque jour. Cinq de ses clients sont testés positifs au Covid-19. À son tour, les symptômes se manifestent : langue de couleur blanche épaisse, toux, fièvre légère, diarrhée, perte de l'appétit, de l'odorat et du sommeil.

Au début, je lui propose de boire chaque jour pendant une semaine une infusion d'absinthe chinoise (50 g) + peau de mandarine séchée (50 g) + composition de Yu Ping Feng San ; de pratiquer la moxibustion sur les points Da Zhui, Fei Shu et Ding Chuan ; et de prendre un bain de pied tous les soirs avec des feuilles de moxa et du gingembre.

À la fin de ce programme, la fièvre a disparu, l'odorat est revenu, la toux a diminué, ainsi que les douleurs à la gorge, et le sommeil s'est apaisé. Son état est nettement meilleur, mais il n'est pas encore définitivement guéri.

Comme l'épaisseur de la langue a diminué et la couleur s'est transformée, avec une légère couche jaune qui recouvre la couche blanche, cela m'incite à changer la recette en deuxième semaine : absinthe chinoise (50 g) + armoise chinoise (50 g) + Yu Ping Feng San, pendant cinq jours, avec les mêmes conseils de moxibustion et de bain de pied.

Il me confirme ensuite qu'il est guéri. Néanmoins, je constate encore une petite couche jaune sur sa langue, alors je lui conseille de boire de l'infusion d'absinthe chinoise (50 g) pendant cinq jours supplémentaires, avec la même recette de bain de pied.

Il me rappelle après pour me dire qu'il est non seulement guéri, mais qu'il ne s'est jamais senti aussi bien, autant en forme, avec un sommeil parfait. Il me dit même avoir perdu du ventre, et qu'il se sent jeune, que la vie est belle ! Il est tellement heureux que je le ressens encore en écrivant ces lignes.

## 8. Autres conseils selon les catégories de rhume, de grippe et de Covid-19

En cas d'urgence, il faut d'abord traiter les symptômes et déterminer à travers divers outils (langue, pouls, etc.) s'il s'agit d'un rhume ou d'une grippe de froid ou de chaud, afin de mieux préparer les différents traitements (il en est de même pour le Covid-19).

- Si l'origine est le froid : les symptômes sont du côté Yin, c'est-à-dire palais blanc, état grippal avec sensibilité au vent et au froid, absence de transpiration, écoulement nasal clair, toux avec glaires de couleur blanche...
Préconisations :
  a) Soupe de gingembre râpé (deux cuillères à soupe) + une à deux cuillères à soupe de sucre roux corsé. À prendre tous les matins à jeun jusqu'à la disparition totale des symptômes (comme l'infusion suivante, ne pas prendre après la guérison, sauf recommandation d'un médecin).
  b) Peau de mandarine séchée (50 g) + bâton de réglisse séché (10 g). C'est une infusion, donc elle peut être prise trois fois par jour également jusqu'à la disparition totale des symptômes.

- Si la catégorie de la maladie est le chaud : les symptômes sont du côté Yang, c'est-à-dire palais jaune et/ou rouge, état grippal avec hyperthermie, transpiration, nez sec ou avec écoulement jaune épais, couche jaune ou sèche sur la langue...

Préconisations :

a) Soupe de navet chinois (Bai Luo Bo) + miel (à doser en fonction de ses préférences) ;

b) Soupe de pomme + poire (poire chinoise ou japonaise) + banane.

Coupez-les en dés, puis faites bouillir avec du sucre de canne blanc (ou cristal), car il est d'énergie Yin.

Toujours couper en dé pour faciliter la cuisson et bénéficier du maximum de propriétés.

Nous ne donnons pas de proportions ou de quantité, car il revient à chacun(e) de choisir en fonction de ses goûts. Cela peut constituer un dessert ou même un repas complet, il n'y a pas de règle stricte. En effet, pour ces dernières recettes, nous ne sommes plus dans les traitements tels que préconisés par la médecine traditionnelle chinoise, mais plutôt dans les conseils de nutrition, qui n'en constituent pas moins un facteur décisif dans le processus de guérison. C'est l'objet du chapitre suivant.

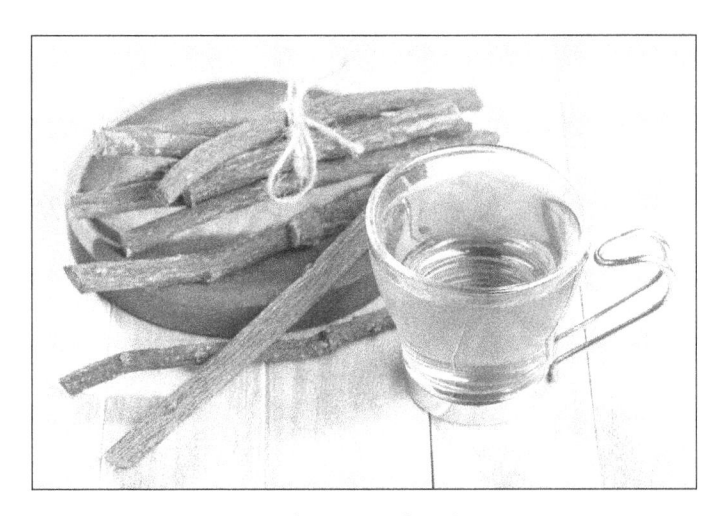

Bâtons de réglisse séchés et infusion

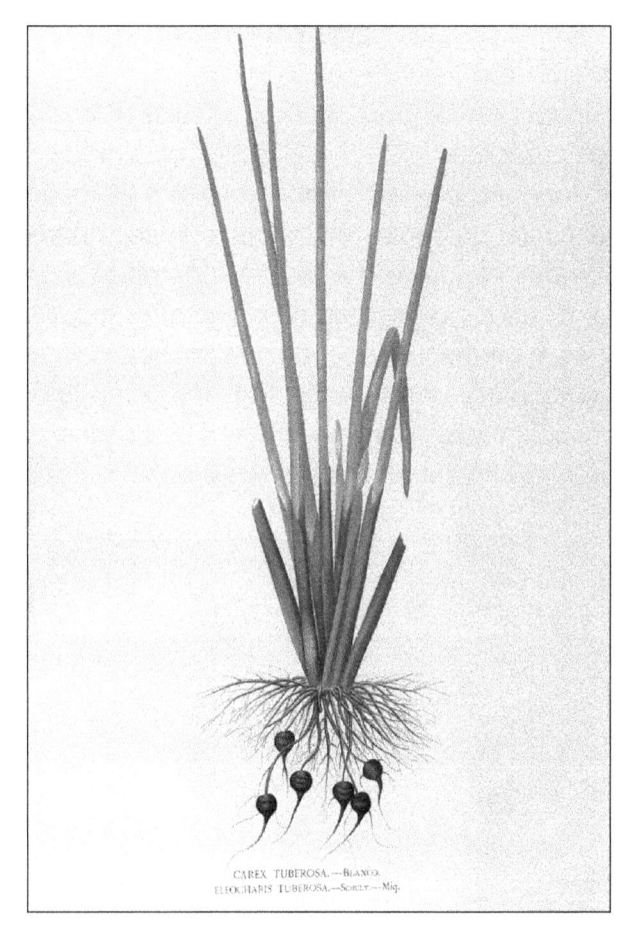

La châtaigne d'eau
(source : Wikimedia Commons)

*Chapitre VI*

## Accompagnements conseillés

Pendant cette période, la question me fut souvent posée de savoir si, à côté des recettes spécifiques pour traiter les symptômes, il y a des aliments à consommer en priorité pour notre santé. C'est le cas, ainsi que mes patients habituels et mes élèves le savent.

Comme il s'agit d'« alimentation conseillée » et pas de « traitement », il n'y a, dans la plupart des cas présentés dans ce chapitre, pas d'indication de proportions ou de quantité : à chacun(e) de choisir en fonction de ce qu'il/elle aime. Cette notion est d'ailleurs importante dans notre pratique, car si le corps prend du plaisir, il génère de l'énergie positive, ce qui augmente l'efficacité du traitement.

En conséquence, j'ai communiqué des listes de produits, où chaque personne peut piocher selon ses goûts, sa tradition culinaire, la saisonnalité et la disponibilité des ingrédients...

Voici quelques exemples à connaître en cas de virus, mais aussi dans la vie de tous les jours, notamment pour renforcer notre système immunitaire.

### 1. Nutrition et cuisine

Les plats et les aliments suivants sont recommandés dans les cas de Covid-19, de toux, de rhume, de grippe, de fièvre :

- la soupe aux champignons noirs : la couleur noire correspond aux reins et nettoie les voies pulmonaires ;
- le bouillon de millet : il renforce l'énergie du corps et stimule le système immunitaire ;

- le ginkgo : efficace pour ses vertus antibactériennes, nettoie les voies pulmonaires, calme la toux et diminue les glaires (il est plus pratique de le consommer en gélules, sur la base de sept par jour) ;
- le radis blanc : il purifie les poumons, calme la toux, diminue les douleurs de gorge, dégonfle le ventre, diminue les glaires ;
- les fleurs de lys séchées : elles se mangent comme des légumes ou des champignons séchés, sautées, en soupe, à la marmite... Elles donnent de l'énergie Yin, stimulent la circulation sanguine, détendent et enlèvent la nervosité ;
- le filet mignon de porc : cette partie se situant à côté des reins renforce l'énergie des nôtres. De plus, à la différence d'autres viandes, le porc est en énergie neutre, c'est-à-dire équilibrée en Yin et Yang, donc à privilégier en cas de maladie, après l'accouchement ou une opération, et en cas de chute de tonus, en général.

## 2. Plus d'infusions

Nous avons déjà présenté plusieurs recettes, mais en voici d'autres afin de varier les plaisirs en fonction de la disponibilité des ingrédients. Les possibilités d'infusion étant quasiment infinies, nous les avons choisies par rapport aux symptômes du Covid-19 et d'autres infections pulmonaires :
- Chenpi 50 g + réglisse 20 g + fibre de mandarine 10 g : calme la toux, enlève les glaires, améliore les bronchites et l'asthme ;
- feuilles de mûrier (de préférence du mûrier d'automne, car c'est la saison correspondant aux poumons) + amandes d'abricot : utile pour le nettoyage pulmonaire ; l'amande apporte plus d'efficacité, mais il faut la faire bouillir avant, car elle est difficile à digérer ;
- fleurs de chrysanthèmes jaunes séchées + réglisse séchée : calme la toux Yang et détend ;
- fleurs d'hibiscus blanc séchées + feuilles de menthe (fraîches ou

séchées) + fleurs d'osmanthus séchées + fleurs de jasmin séchées : calme la toux, enlève les glaires et augmente l'énergie pulmonaire.

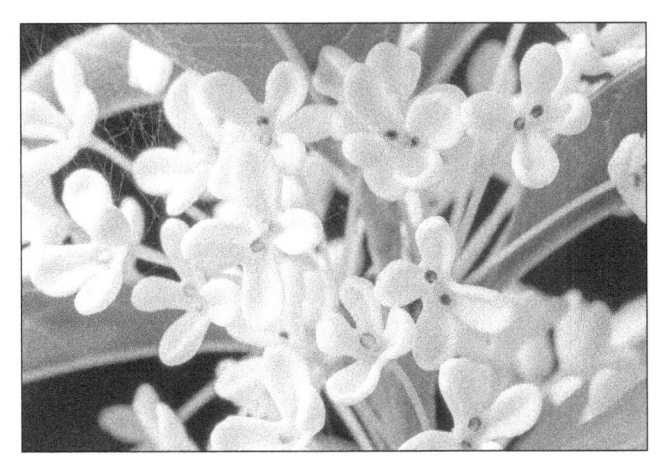

Fleurs d'osmanthus

### À bannir !

Aliments déconseillés pendant les traitements du Covid-19, de la grippe, du rhume... :
- les crustacés et les fruits de mer, les boissons froides, car ils empêchent l'évacuation des glaires et les épaississent, en étant majoritairement en énergie Yin ;
- ce qui est gras perturbe la baisse de la température, alourdit la digestion...
- la cuisine épicée, le lait, le thé, le café, le tabac, l'alcool (liste non exhaustive), car ils peuvent modifier l'efficacité des soins et aggraver les symptômes.

En principe, il vaut mieux manger léger en cas de traitement et, de toute façon, suivre les recommandations de votre médecin.

### 3. La fibre de clémentine ou d'orange

Elle est très efficace pour purifier les blocages de la circulation dans les voies respiratoires et pulmonaires.

Lorsque vous mangez une orange ou une clémentine, prenez l'habitude de consommer les fibres, pas seulement de boire le jus, car elles permettent de lutter contre les symptômes de la grippe, etc. Elles sont aussi recommandées contre le tabagisme, qui provoque une carence en Yin dans les poumons et fait s'accumuler les glaires.

Voici un cas récent : Monsieur T. fume un paquet par jour et tousse quotidiennement, surtout la nuit, ce qui l'empêche de dormir et l'affaiblit. Il y a une suspicion de Covid-19 lorsqu'il s'adresse à moi. Mon diagnostic me permet de le rassurer. Je lui recommande de boire deux fois par jour pendant cinq jours la composition branche ou racine de mûrier + amande d'abricot + ginseng + feuilles de nèfle + *Ophiopogon japonicus* + Fritillaria, avec les proportions de vingt grammes pour chaque plante, et, si possible, d'arrêter de fumer.

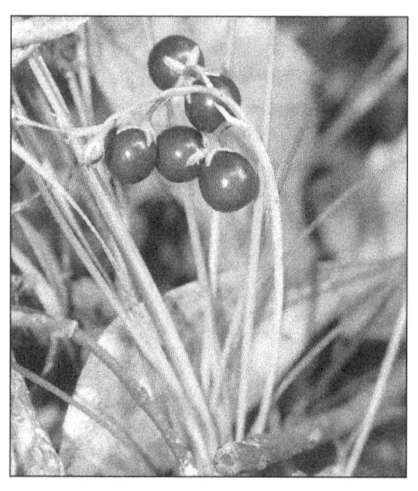

*Ophiopogon japonicus*

Comme il me dit avoir trouvé dans un tiroir un sac de fibres de mandarine séchée, offert par sa mère lors de son dernier voyage en Chine, justement pour améliorer ses problèmes de poumons liés à son addiction, je lui conseille d'en ajouter quinze grammes à la recette.

Cinq jours plus tard, il me confirme que la toux est presque définitivement partie.

Par la suite, je lui suggère de prendre de bonnes habitudes alimentaires, notamment de consommer des fruits comme la pomme. Quant à cesser de fumer, c'est à lui de choisir. La médecine traditionnelle chinoise offre d'ailleurs des solutions pour accompagner après la décision.

### 4. La pomme

En consommer régulièrement améliore le fonctionnement du cœur et des poumons, ce qui réduit le risque d'asthme et de pneumonie, favorise la détoxification de l'organisme, particulièrement des poumons, et réduit la survenue de toux et de crachats, car elles contiennent de la pectine et des antioxydants.

Manger des pommes est donc particulièrement recommandé en cas de symptômes du Covid-19 et autres virus.

En majorité, les différentes variétés sont de nature neutre, sauf les pommes vertes, légèrement Yin. Dans le cas du Covid-19, de la grippe... choisir de préférence les pommes rouges et/ou jaunes : rouges, elles sont destinées au cœur et au foie ; jaunes, à la rate ; quant à l'intérieur blanc, il vise les poumons. Une pomme après chaque repas est excellente en cas de symptômes.

Après les frites, beignets, chips, nêms, nuggets... je recommande également de manger une pomme, ce que je fais moi-même ou avec mes enfants, afin de faire disparaître la nervosité que génèrent ces aliments et la sensation de sécheresse dans la gorge, tout en produisant un effet « dégraissant ».

Dans les groupes où j'ai partagé cette suggestion, surtout les mamans qui n'arrivent pas à empêcher leurs enfants de consommer des beignets et autres nuggets, me disent qu'elles acceptent maintenant, mais à la condition de manger une pomme après le repas, ce qui est accepté par la famille. Plus d'une dizaine d'entre elles m'ont remerciée pour cette astuce simple et facile à adopter, car elles trouvent leurs enfants moins nerveux. Pour quatre d'entre eux avec les lèvres rouge vif (signe de nervosité en MTC), qui commençaient à tousser, il a suffi de trois pommes par jour pour régler le problème. J'ai même recommandé pour la troisième pomme, celle après le dîner, de la couper en tranches, de saupoudrer légèrement de poudre de réglisse, afin d'enlever la toux. Sur les quatre enfants, la toux et la sensation de nervosité ont disparu dès le lendemain dans un cas, après deux dîners pour deux d'entre eux, et en trois soirs pour le quatrième. Bien entendu, il y avait une condition : ne pas consommer de beignets pendant cette période.

### 5. Sésame noir et sésame blanc

Comme présenté dans le chapitre II, la médecine traditionnelle chinoise fait correspondre à chaque organe une couleur particulière : le noir pour les reins et le blanc pour les poumons. Le sésame est donc recommandé en cas d'infection pulmonaire et/ou de problèmes rénaux.

Les deux sésames sont également précieux, car, entre autres avantages, ils sont riches en calcium : un grain est équivalent à un verre de lait. C'est d'autant plus important en Chine qu'une grande partie de la population est intolérante au lait de vache. Il est toutefois important de bien mastiquer les grains, sinon le corps ne peut absorber toutes leurs propriétés.

Le sésame (blanc ou noir) favorise la digestion et permet aussi de lutter contre la constipation.

Enfin, il est un atout pour la beauté, car il va dans les poumons et les reins, qui gèrent la peau, les ongles et les cheveux.

### 6. D'autres bienfaits

- Aussi bien dans les groupes qu'avec mes patients, je préconise de consommer au minimum une fois par semaine des graines de sarrasin, éventuellement sous forme de nouilles, pour aider à la digestion et faciliter l'évacuation de ce qui gêne. La majorité d'entre eux a suivi ce conseil, qui devient une habitude, même si ce n'est pas une alimentation traditionnelle en Chine. Pourtant, le sarrasin est présent dans les traités de médecine traditionnelle chinoise ;
- jus de pamplemousse ou youzu + miel = nettoyage des voies respiratoires ;
- infusion de menthe + miel = évacuation des voies respiratoires.

Particulièrement au printemps, avec des symptômes tels que les allergies au pollen, la toux, la gorge qui gratte ou est sèche, etc. ces infusions sont généralement efficaces, ainsi qu'en témoignent les échanges dans les groupes où je les ai recommandées.

Veillez à choisir un miel de qualité, qui provienne réellement de ruches.

## 7. La cannelle

Cette épice est idéale pour soigner les maux de l'hiver : rhume, toux, grippe et autres virus, dont le Covid-19. En effet, de par ses propriétés antioxydantes, sa forte teneur en minéraux et vitamines, elle renforce et stimule le système immunitaire, possède des propriétés antivirales et antimicrobiennes, soulage les problèmes de digestion et intervient de manière naturelle sur le diabète de type 2.

J'ai eu deux retours positifs de personnes l'ayant utilisée pour des brûlures d'estomac, mais pas d'exemple sur ses effets contre le Covid-19, car elle était mélangée avec d'autres ingrédients et recettes.

## 8. Ail + ciboulette thaï

Cette soupe est très utile pour enlever la fièvre et détoxifier les organes. C'est une recette traditionnelle de la médecine chinoise, que l'on retrouve dans de nombreux traités de médecine anciens, mais je n'ai pas de retour sur son efficacité, car j'ai recommandé en priorité la recette de ma grand-mère, qui ajoute du gingembre (vue au chapitre V).

## 9. La coriandre

C'est une plante légèrement tiède (Yang).
Propriétés : purifie les voies pulmonaires et respiratoires, facilite par la transpiration l'évacuation des blocages et de ce qui est négatif, fait baisser la fièvre, les douleurs de la gorge, aide à la digestion, diminue les gonflements du ventre, stoppe les diarrhées, possède des vertus antibactériennes, diminue la fatigue...

La coriandre est parfois consommée pour lutter contre l'anxiété et favoriser le sommeil.

Elle est donc recommandée en cas de symptômes liés au Covid-19, à la grippe, au rhume, les rhumatismes...

## 10. Les points Pi Shu (rate) et Shen Shu (reins)

Après la guérison du Covid-19, de la grippe, du rhume, etc., il est indispensable de renforcer le système immunitaire afin de retrouver au plus vite l'énergie d'auparavant. Selon la médecine traditionnelle chinoise, les reins représentent l'énergie précédant la naissance et la rate celle après la naissance, donc si ces deux organes sont stimulés, c'est toute l'énergie du corps qui l'est. En conséquence, la moxibustion est particulièrement indiquée sur les deux points suivants :

- Pi Shu (脾俞), référence internationale BL20

Il est situé dans le dos, à 1,5 cun de distance à gauche et à droite, en bas de la onzième vertèbre.

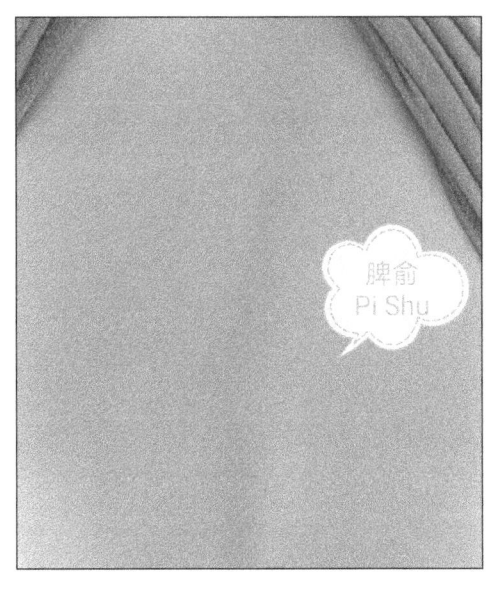

- Shen Shu (肾俞), référence internationale BL23

Il se trouve dans le dos, à 1,5 cun de distance à gauche et à droite en bas de la deuxième vertèbre du rachis lombaire.

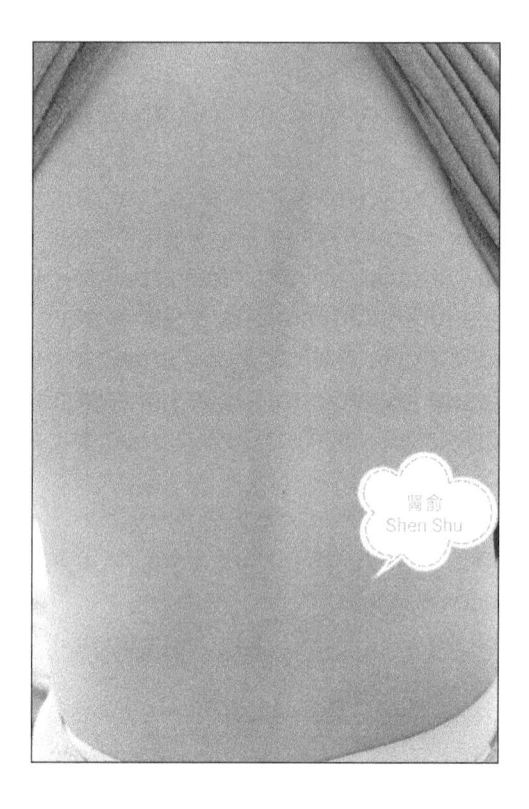

## Un peu d'exercice pour terminer !
## Les huit brocarts ou Ba Duan Jin (八段锦)

Le Ba Duan Jin figure aux programmes des universités de médecine et est promue au niveau national depuis 2003 par l'Administration générale d'État du sport en tant que « Qigong de santé ».

C'est une méthode de « fitness » inventée dans la Chine ancienne par le général Yue Fei (1103-1142) afin d'améliorer la santé et la condition physique de ses soldats. À l'origine, elle comprenait douze mouvements corporels, incluant une technique de respiration, réduits à huit par la suite. La signification du nom est incertaine, mais il évoque les riches tissus que portaient les dignitaires, ce qui signifie que, lors de la pratique, les mouvements doivent être continus et souples, comme la soie. Avant de les exécuter, il est conseillé de pratiquer quelques exercices de réveil musculaire et des étirements.

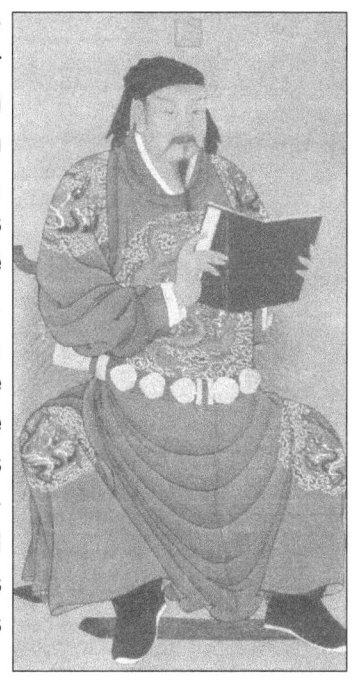

Les huit postures se pratiquent à la suite, soit assis, soit debout. Sur les dessins de la version originale du général Yue Fei, elles portent chacune un nom évocateur. Les voici en photo :

1. *Liang shou tuo tian li san jiao* (两手托天理三焦), « soutenir le ciel avec les mains prend soin du triple réchauffeur ».
Ce mouvement concerne trois régions importantes du corps, c'est-à-dire au-dessus du diaphragme, entre le diaphragme et le nombril, entre le nombril et le pubis. Cet exercice régularise le Qi et favorise la respiration, la digestion et l'élimination.

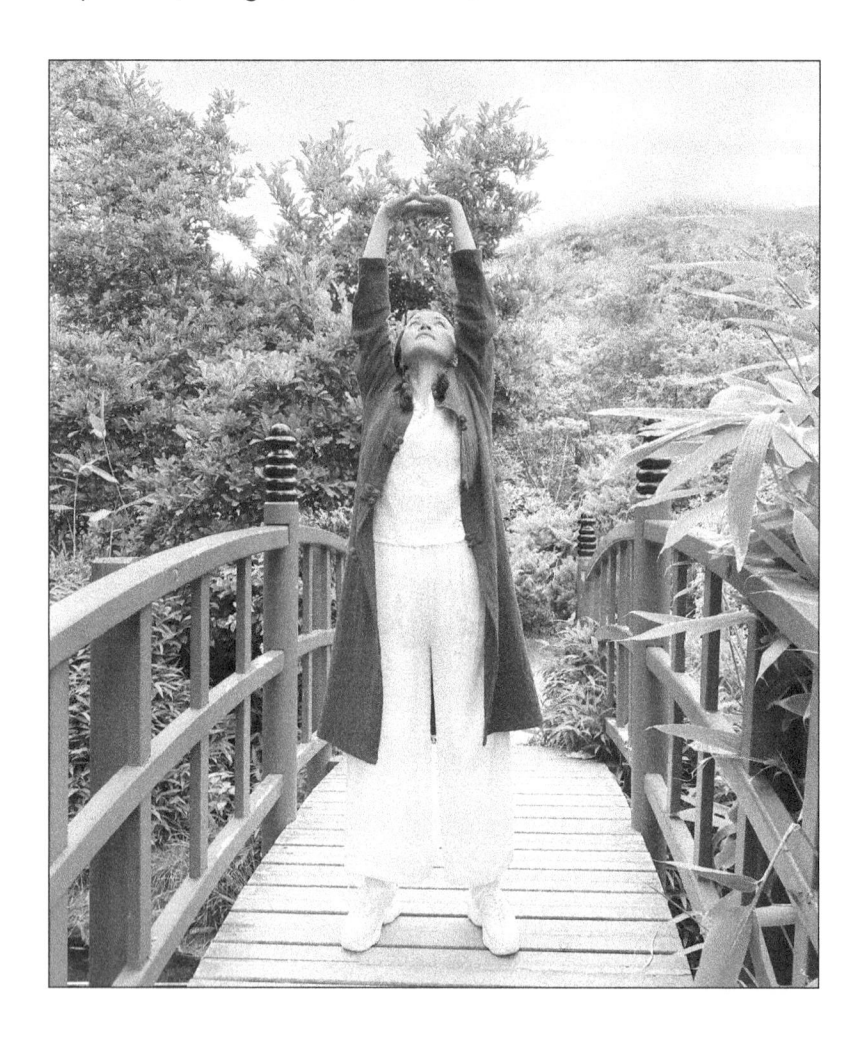

2. *Zuo you kai gong si she diao* (左右开弓似射雕), « bander l'arc à droite et à gauche et viser l'aigle » (à faire de chaque côté).
Il facilite la circulation dans le corps et fortifie le Qi du cœur et des poumons.

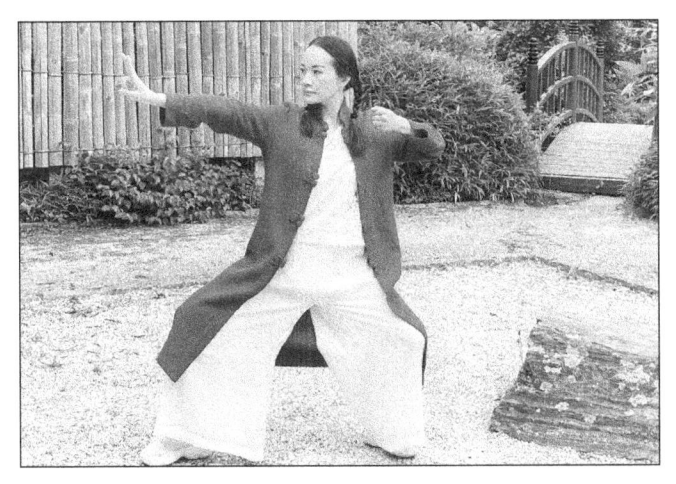

3. *Tiao li pi wei xu dan ju* (调理脾胃须单举), « stimuler la rate et l'estomac d'un seul geste ».
Ce mouvement stimule la circulation de l'énergie dans la rate, l'estomac et le foie.

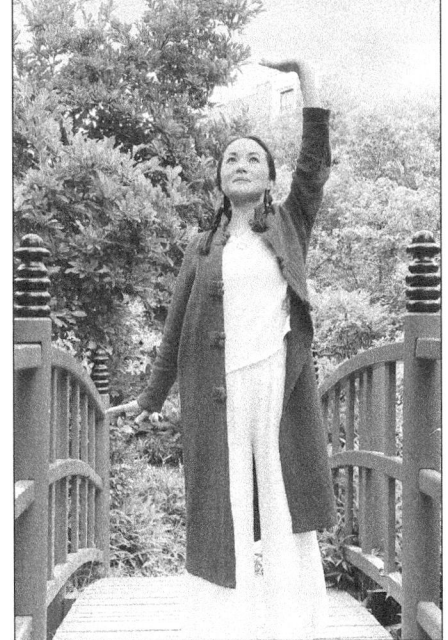

4. *Wu lao qi shang xiang hou qiao* (五劳七伤向后瞧), « regarder derrière pour prévenir les cinq maladies et les sept blessures ».

Les cinq maladies concernent les cinq organes : le cœur, les poumons, le foie, les reins et la rate, tandis que « les sept blessures » représentent les sept émotions, qu'il faut apprendre à gérer : la colère, la joie, la tristesse, l'effroi, la peur, l'inquiétude, l'obsession. À défaut, leur excès ou leur inhibition est source de maladie, en affectant les organes.

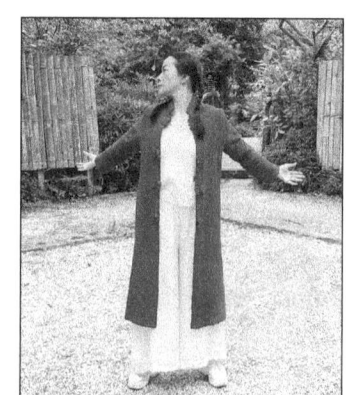

5. *Yao tou bai wei qu xinhuo* (摇头摆尾去心火), « agiter la tête et secouer la queue pour calmer le feu du cœur ».

Ce mouvement stimule les poumons et réduit le « feu » du cœur s'il est excessif.

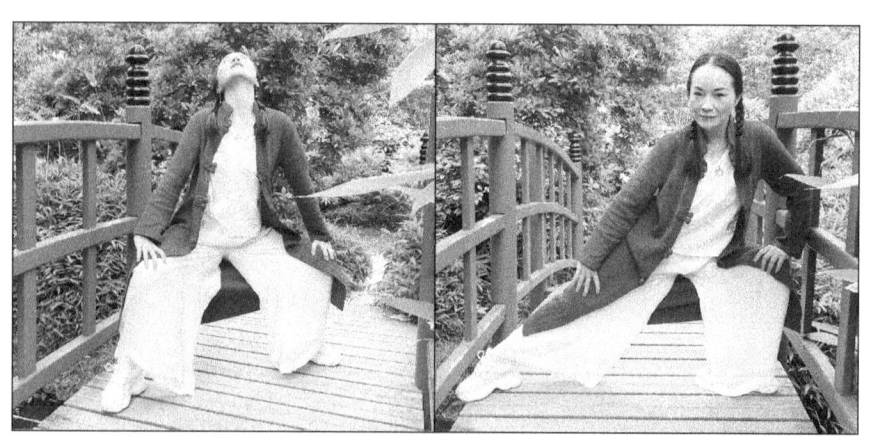

6. *Liang shou pan zu gu shen yao* (两手攀足固肾腰), « saisir les orteils pour renforcer les reins ».
Mouvement pour tonifier les reins, comme son nom l'indique.

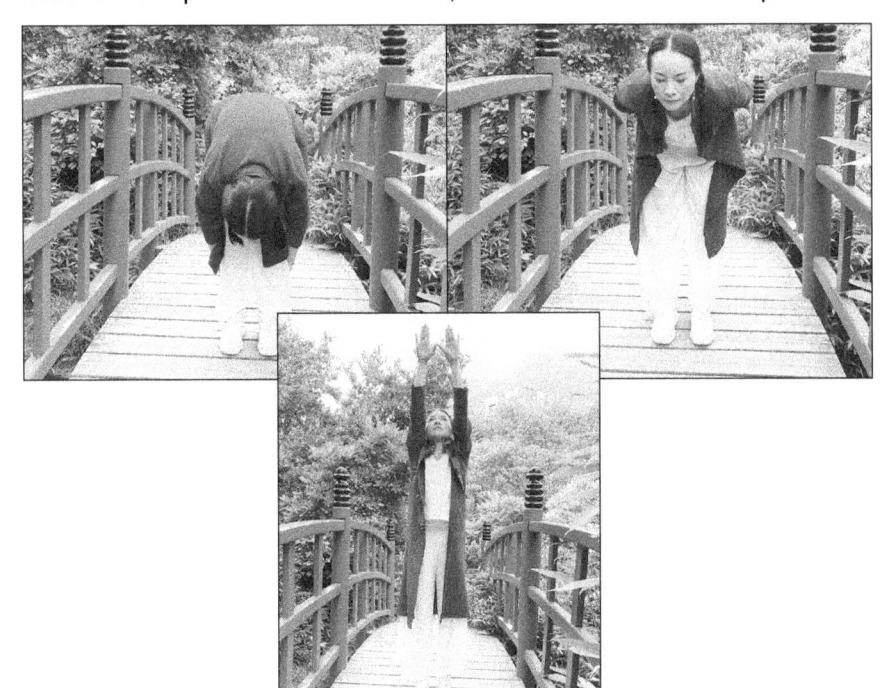

7. *Cuan quan numu zeng qili* (攒拳怒目增气力), « serrer les poings avec les yeux de feu pour augmenter la force physique ».
Exercice qui coordonne la concentration, la force et le souffle vital. Cela stimule l'énergie du foie et enlève ses blocages, dont le stress, la nervosité et l'angoisse, qui abîment cet organe.

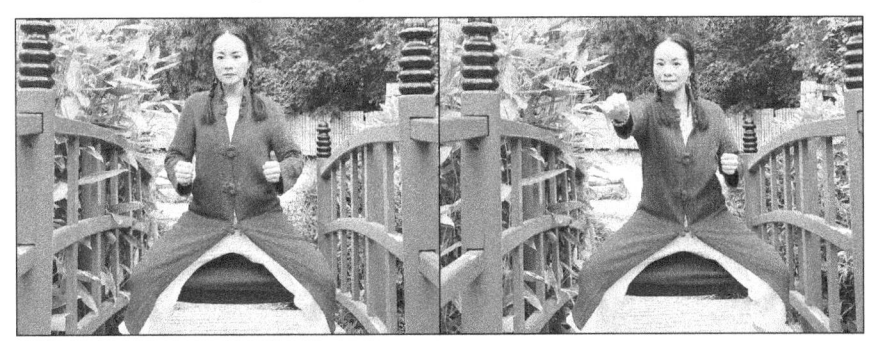

8. *Bei hou qi dian bai bing xiao* (背后七颠百病消), « soulever délicatement et lâcher sept fois les talons pour traiter la maladie ». Ce mouvement active les méridiens des pieds, ré-aligne les lombaires et favorise la circulation du Qi dans tous les organes à partir des reins. Il est important de terminer par cet exercice, car il sert de clôture pour retrouver toute l'énergie dans la sérénité. L'accompagner avec un geste de remerciement.

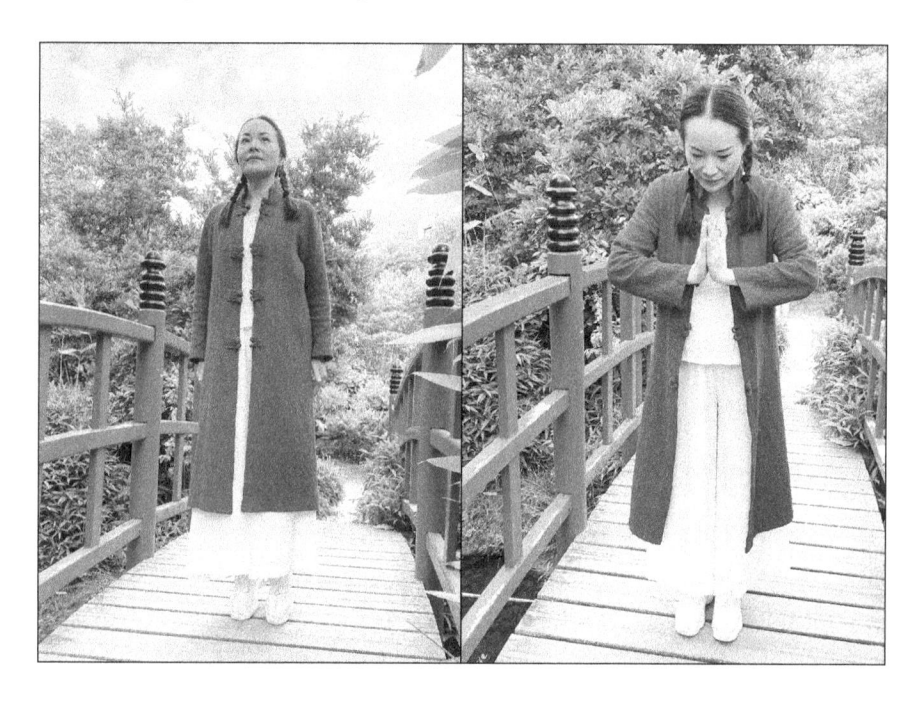

Le Ba Duan Jin constitue une pratique douce et légère qui permet de stimuler et conserver l'énergie dans le corps, afin de nous aider à (re)trouver l'équilibre Yin et Yang, non seulement en période de confinement, mais aussi tout le reste de l'année.

## Conclusion

La médecine traditionnelle chinoise et ses différentes techniques ont montré que le Covid-19 et les autres virus ne sont pas imbattables, bien au contraire : nous l'avons expérimenté tous ensemble pendant cette période difficile, en France, en Italie, en Chine...

D'autres épidémies se produiront, ne serait-ce que les grippes saisonnières, voire de nouveau le Covid-19. Pour mieux leur résister, il ne faut pas se contenter de les attendre, mais stimuler la prévention, en adoptant progressivement les préceptes et les habitudes recommandés par la MTC, sans forcer, simplement en profitant de ses bienfaits, à travers la connaissance de l'alimentation, en écoutant son corps, en sachant communiquer avec lui, par la méthode douce, qui peut devenir pratique quotidienne et embellir notre vie.

Alors renforcez votre système immunitaire,

Libérez votre énergie,

Et portez-vous bien !

*Annexe 1*

## Le diagnostic de la langue

Nous avons constaté son importance dans les pages précédentes, particulièrement en phase de confinement et de soins à distance. En effet, dans la médecine chinoise, cet outil est déterminant pour déceler les problèmes de santé chez un patient. Il existe deux typologies de diagnostic : l'apparence et la couche de surface.

1) Apparence de la langue :
 - couleur : rose, pâle, rouge, rouge sombre ou cramoisie, rouge violacé ;
 - forme : empâtée, mince, fissurée, avec marque de dent, hérissée ;
 - état : dure, faible, flottante, tremblante, déviée.
Par exemple, un patient ayant subi un AVC aura plutôt une langue tremblante.

2) Couche de la langue :
 - couleur : blanc, jaune, gris, noir ;
 - forme : épaisse, humide, sèche, empâtée et exfoliée.

Il est possible d'apprécier le niveau de l'énergie, croissant ou affaibli, en regardant l'état de la langue. Par exemple, la couleur rose témoigne d'une énergie forte et d'une bonne circulation du sang, tandis que la langue pâle indique une énergie et un sang insuffisants, une légère couche blanche avec une brillance signale que l'énergie de l'estomac est forte, la langue sans couche mais fissurée indique le contraire, c'est-à-dire la déficience de l'énergie Yin de l'estomac.

Observer la langue permet de localiser l'origine de la maladie : si la couleur est rouge, la maladie est liée à l'énergie ; rouge sombre, elle affecte le sang ; une couche mince indique que l'origine de la maladie est peu profonde ; épaisse, que la maladie se trouve à l'intérieur du corps.

La langue est également utilisée pour distinguer la nature de la maladie. S'il y a des pétéchies[19], c'est une stase sanguine. Si elle est empâtée, cela peut être vu comme un déficit en flegme ou une énergie déficitaire. La couche jaune provient principalement d'un excès de chaleur, et la couche empâtée est causée par le flegme, l'humidité et l'accumulation de nourriture.

La langue peut également être utilisée pour déterminer l'évolution de la maladie. Par exemple, si la surface passe du blanc au jaune, puis du jaune au gris ou noir, cela signifie que le mal se transmute de la couche vers l'intérieur, du froid au chaud, ce qui marque l'aggravation de la maladie. Lorsque la couche de la langue s'amincie, cela signifie que la maladie est en voie de guérison.

Voici la présentation résumée de plusieurs types d'apparences et de couche de langue dans la vie courante :
– Apparence de la langue
1. Rose, fine couche blanche : bonne santé et bon équilibre Yin et Yang.
2. Fissurée : carence en Yin de base, comme la terre sèche et craquelée. Des fissures sont visibles sur la couche de la langue avec des quantités et des profondeurs variables, et de formes diverses.
3. Avec des marques de dent : c'est un signe d'excès d'humidité.
4. Grosse et empâtée : énergie corporelle Yang affaiblie et humidité.

---
19. Petite tache cutanée rouge à violacée.

– Couche de la langue

1. Mince et blanche : elle indique la bonne santé et un bon équilibre Yin et Yang, ce qui correspond à une situation normale. En cas de maladie, la couche mince signifie que la maladie reste en surface et n'a pas pénétré le corps.

2. Mince avec une légère couche blanche : frilosité superficielle.

3. Blanche et épaisse : association de froideur et d'humidité.

4. Blanche, glissante et visqueuse : présence de flegme dans le corps ou d'humidité emprisonnée dans la rate.

5. Jaune, très visqueuse, comme si elle était recouverte d'une couche de peinture jaune. La couche empâtée jaune est formée par la combinaison de la chaleur et de l'humidité. La couleur jaune indique le chaud et l'accumulation en énergie négative Yin, signes d'excès d'alimentation et d'indigestion.

6. Grisée : la maladie est en train de se détériorer, en attaquant les organes du corps de l'extérieur vers l'intérieur.

7. Noire : transformée à partir de la couche jaune ou grise, elle indique que la maladie est extrêmement grave. La surface noire et sèche est causée par la chaleur et la carence extrême en Yin. Le bout de la langue noir et sec indique que le cœur est en excès d'énergie Yang. Une couche noire et glissante indique que le Yang est extrêmes affaibli et le Yin subit une froideur extrême.

La correspondance de la langue avec les organes internes du corps :
- pointe de la langue : le cœur et les poumons ;
- le milieu : la rate et l'estomac ;
- la bordure gauche : le foie ;
- la bordure droite : la vésicule biliaire ;
- la racine : les reins.

**Diagnostic par la langue**
Il existe un vieux dicton chinois, qui dit :

> Le pouls peut mentir, mais la langue dit la vérité.

En médecine traditionnelle, l'état de la couche de la langue est un signal envoyé par le corps. Les anciens utilisèrent leur sagesse pour disséquer la couche de la langue, en nous laissant un schéma d'identification incomparable et précieux pour les générations futures de médecins et... de leurs patients.

*Annexe 2*

## Quelques mots spécifiques de la médecine traditionnelle chinoise liés au Covid-19

Le terme de Covid-19 n'existe pas, évidemment, dans la médecine traditionnelle chinoise, mais voici les thèmes qui permettent de comprendre ses symptômes et les traitements à appliquer :

传统中医 (Zhongyi), MTC (médecine traditionnelle chinoise)
风 (Fēng), Vent
风热 (Fēng Rè), Vent de chaleur / Vent chaud
风寒 (Fēng Hán), Vent froid
风湿 (Fēng Shī), Vent humide
风燥 (Fēng Zào), Vent sec
八纲 (Bā Gāng), Huit Principes (de diagnostic)
表里 (Biāo/Li) Superficie / Profondeur
辨证论治 (Biàn Zhèng Lùn Zhî), Diagnostic différentiel des symptômes
病因 (Bîng Yīn), Étiologie[20] des maladies
症状 (Zhèng Zhuàng), Symptôme
湿热 (Shī Rè), Atteinte par l'humidité-chaleur
卫气 (Wei Qî ), Couche de la protection / défense
湿 (Shī), Humidité
温病 (Wēn Bîng), Maladie tiède
湿温 (Shī Wen), Maladie humide et tiède
疫病 (Yî Bîng) / 疫疠 (Yî Lî), Maladie épidémique
温疫 (Wēn Yî), Maladie épidémique tiède
疟疾 (Nüè Ji), Paludisme
痰饮 (Tán Yīn), Mucosités
邪 (ou 邪气) Xié (ou Xié Qî), Perversité

伏邪气 (ou 伏气) Fú Xié Qî (ou Fú Qî), Perversité latente
虚 (Xu), Déficience (ou Vide)
恐 (Kǒng), Peur
伤寒 (Shāng Hán), Fièvre typhoïde / Atteinte par le froid (ou Coup de froid).

# Table des matières

**Avant-propos** — 7

*Chapitre I*
**Premières rencontres avec le Covid-19** — 13

*Chapitre II*
**Les sources et la recherche** — 43

*Chapitre III*
**Les poumons et les (corona)virus** — 53

*Chapitre IV*
**Méridiens et points d'acupuncture** — 59
   1. La moxibustion — 60
   2. Les ventouses — 70
   3. Les aiguilles — 74
   4. Le Gua Sha (刮痧) — 79

*Chapitre V*
**Nutrition, recettes et techniques contre le Covid-19 et autres virus** — 83
   1. Une soupe de ma grand-mère — 83
   2. Deux recettes de bains de pied — 84
   3. L'Houttuynia cordata (鱼腥草) — 86
   4. La citronnelle — 88
   5. La figue — 91
   6. Le pissenlit — 92

| | |
|---|---|
| 7. Artemisia annua (armoise annuelle ou absinthe chinoise – 青蒿) et Artemisia argyi (armoise chinoise – 艾草) | 96 |
| 8. Autres conseils selon les catégories de rhume, de grippe et de Covid-19 | 98 |

*Chapitre VI*
**Accompagnements conseillés**     **101**
   1. Nutrition et cuisine     101
   2. Plus d'infusions     102
   3. La fibre de clémentine ou d'orange     104
   4. La pomme     105
   5. Sésame noir et sésame blanc     106
   6. D'autres bienfaits     107
   7. La cannelle     108
   8. Ail + ciboulette thaï     108
   9. La coriandre     108
   10. Les points Pi Shu (rate) et Shen Shu (reins)     109
   Un peu d'exercice pour terminer !     111
   Les huit brocarts ou Ba Duan Jin (八段锦)

**Conclusion**     **117**

*Annexe 1*     118
Le diagnostic de la langue

*Annexe 2*     122
Quelques mots spécifiques de la médecine traditionnelle chinoise liés au Covid-19

## Table des encadrés

Les principaux symptômes du Covid-19     16

Un peu de botanique comparée     18

Yu Ping Feng San (玉屏风散)     21

Deux systèmes complémentaires...     42

Correspondances organes-couleurs     52

Principes et clés du Covid-19     56

Un conseil de prévention     57

Une mesure personnelle : le cun (寸)     67

À bannir !     103

# Crédits photographiques

P. 11 : © Maor Glam | Dreamstime.com

P. 19 : Stefan.lefnaer | Commons Wikimedia

P. 19 : Commons Wikimedia

P. 58 : © Leung Cho Pan | Dreamstime.com

P. 60 : © Mengtianhan | Dreamstime.com

P. 67 : © Monika Wisniewska | Dreamstime.com

P. 82 : © Elena Schweitzer | Dreamstime.com

P. 86 : © Dinkum | Commons Wikimedia

P. 87 : © Reforma.imufomot | Commons Wikimedia

P. 99 : © Luis Echeverri Urrea | Dreamstime.com

P. 103 : © Ntdanai | Dreamstime.com

P. 104 : © Alpsdake | Commons Wikimedia

Autres photos : © Angelina Jingrui Cai